（赠光盘）

5天学会望手诊病
第3版

赵理明　编著

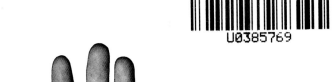

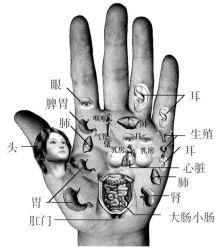

辽宁科学技术出版社

·沈阳·

本书编委会（以姓氏笔画为序）

王　凯　王兴辉　卢山秀　刘艳英　朱国跃

闫宏军　刘立克　刘美思　时　锦　李承博

杭　凯　赵朝侠　赵小宁　赵沛浩　赵培军

徐琳珍　程　成　程文杰　魏思维

图书在版编目（CIP）数据

5天学会望手诊病 / 赵理明编著. —3版. —沈阳：
辽宁科学技术出版社，2020.5
　　ISBN 978-7-5591-1346-7

　　Ⅰ. ①5… Ⅱ. ①赵… Ⅲ. ①掌纹—望诊（中医）
Ⅳ. ①R241.29

　　中国版本图书馆CIP数据核字（2019）第245664号

出版发行：辽宁科学技术出版社
　　　　　（地址：沈阳市和平区十一纬路25号　邮编：110003）
印　刷　者：辽宁新华印务有限公司
经　销　者：各地新华书店
幅面尺寸：170mm×240mm
印　　张：9.25
字　　数：200千字
出版时间：2006年1月第1版
　　　　　2020年5月第3版
印刷时间：2020年5月第10次印刷
责任编辑：丁　一　寿亚荷
封面设计：刘冰宇
版式设计：袁　舒
责任校对：徐　跃
书　　号：ISBN 978-7-5591-1346-7
定　　价：50.00元（赠光盘）

联系电话：024-23284370，23284363
邮购电话：024-23284502
E-mail：1114102913@qq.com

健康手掌论

人瘦掌亦瘦，人肥掌亦厚。

人白掌亦白，人黑掌亦黑。

皮细掌亦细，皮粗掌纹杂。

人魁手掌大，人小掌亦小。

掌要丰满绵，骨节要隐藏。

手心要窝凹，掌背宜龟背。

夏季手要凉，冬天掌宜热。

掌色要红润，手纹需明晰。

指甲应光泽，大小指节半。

握拳要有力，伸手贵灵活。

常常做手疗，解困又解乏。

掌背静脉显，油黑肉结实，

手掌皮粗糙，必是勤劳人。

疾病手掌论

五指并拢缝隙大，消化不良脾胃病。

五指关节肿大者，痛风、关节炎疾患。

五指长于掌面者，易患肾下垂之疾。

掌心为青乌色者，胃痛正在发作。

掌心为白色者，慢性胃炎之疾。

掌心出现红斑者，胃溃疡引发胃出血。

掌心皮下有硬结，防治胃癌发生。

双掌干巴无色泽，胃癌之信号。

掌心发热明显者，胃受损或阴虚之征。

手指尖发凉者，正在患感冒。

手背发烫明显者，伤风感冒引起。

双手掌呈方形者，防胆囊结石之苦。

双手掌呈长方形，胃下垂之信号。

掌面脂肪丘峰堆，三高（血压、血脂、血糖）之信号。

手掌纹及手指背处全为褐色，血黏稠，胆囊之疾病信号。

兑位出现独岛纹，多为肺肿瘤之信号。

中指掌骨背压痛，胃溃疡、牙痛引起。

指背血管显露者，慢性肝病转肝癌之先兆。

久病手肿无纹者，临终之兆。

掌面出现黑痣者，多为打入异物染色所致。

掌皮下红色痣者，毛细血管瘤疾患。

十指端发乌黑者，体内缺氧信号。

双手掌脱皮发痒，手患真菌皮癣所致。

双手掌纹主线、辅线难分杂乱者，皮又硬，鱼鳞病之疾。

双手掌短似蹄样手型，大脑反应迟钝。

前　言

人体皮纹研究值得推广

中医望、闻、问、切四诊在临床已经应用了千年，为了拓展望诊应用范围，笔者建议应进一步加强人体皮纹的临床研究和推广运用。同时，呼吁能成立相应的研究机构，并在《中医诊断学》教材中，为人体皮纹医学诊断研究留有一席之地。

皮纹在《中医诊断学》中的记述

早在20世纪30年代的原北平中药讲习所编写的《中医诊断学》教材绪言中有一段话："四诊之外，尚有多端。如验血、验痰、验汗、验液、验大小便，并查其胸背脐乳、四肢手足爪甲、舌唇口齿、皮肉腠理、毫毛须眉，甚至起卧动作，意态形容，皆宜在考察之列。"新世纪全国高等医药院校规划教材《中医诊断学》第十一章第一节指出："望诊研究进展中，不但提到了望面色、望五官，同时也提到了望手纹、望指甲的进展。"普通高等中医药院校"十二五"规划教材《中医诊断学》绪论中说："临床实践证明，某些局部改变，确实有诊断全身疾病的意义。中医学含有当代'生物全息'的思想，认为人体的某些局部，可以看作是全身的'缩影'。"

皮纹的概念和应用

广义的皮纹是研究人体先天具有的皮纹特征和随着年龄增长，身心健康状况干预后出现的人体皮皱褶性变化纹理规律。狭义的皮纹指人的手足指掌面上规律的皮肤细布纹理，它是生来具有、终生不变的，是一个人基因遗传下的生命信息密码。正因为它的特有固定性，在刑侦、生物识别和医学研究等领域被广泛应用。

近年来，临床上对人体皮纹医学研究最广泛、应用频率最高的是手指掌皮纹诊断。但笔者经过多年临床观察研究发现，人体的足趾掌纹皮纹，头面五官的额头皮纹、双耳面及双耳后皮皱纹、鼻两侧的鼻隧皮纹、口唇皮纹、颈项皱褶皮纹、肚脐皱褶皮纹、男女乳晕出现的病理裂皱皮纹，以及舌面出现的裂皱皮纹等，都不同程度地反映出人体健康状况的变化，对临床诊断具有直接的指导作用。

十指指腹皮指纹均是同心环状的斗形纹者,易患脾胃病。无论左右手,食指指腹出现大弓形状指纹者,男性再加上睾丸皮肤光滑无皱褶皮纹,提示精子成活率低下、无精症、不育症信号,女性则提示易患乳腺增生。拇指指掌面出现有明显的"米"字皮纹干扰,说明此人近期压力大,常会引起头痛等症状。

不久前,一位72岁的老妇人来门诊,双手抱头主诉头涨痛,到医院做检查无异常结果,吃药也没有明显效果。笔者见她左手拇指指掌面有一个明显的"米"字皮纹干扰,告诉她头痛想必因精神压力引起的。老妇人回答时左手仍抱头,右手拍桌子说,能压力不大吗?我一个月往区法院跑了四趟,同亲生女儿打房产官司啊!这证实了皮纹诊断有一定的准确性。

再有,一个人的双足跟皮肤自幼呈褐色并长期干燥裂缝样皮纹,说明此人有先天性心脏功能不良。鼻子两侧皱褶鼻隧皮纹外侧呈明显分叉者,应积极防治关节炎方面疾病;鼻子两侧皱褶鼻隧皮纹出现明显一深一浮浅,一长一短者,提示有家族遗传性脑血管病史等。

总之,人体皮纹医学研究实用性很强,且简单易学,值得在临床上普及推广应用。不要因为某些现象目前还不能做出科学解释而忽略其实用价值。国医大师何任曾说:"对目前科学水平也许还认识不了,或认识不完全,乃至无法理解、解释不通的东西,在读书求知中,必须十分慎重对待,轻率排斥是不对的。"

注:此文原载《中国中医药报》2019年1月25日学术版,仅以此作为本书前言。

赵理明

第 2 版前言

感谢热爱手诊、面诊的读者学员和辽宁科学技术出版社，正是由于他们的支持和鼓励，使这本《5天学会望手诊病》得以再次修订出版。做学问是学不完的，是无止境的，我虽然探索手诊、面诊有30余年了，但仍然在默默地研究思索、验证求证发现。

"天地万物，莫贵于人"。人是生物机体，是心灵道德和审美求真的统一，是形和神的融合。这是对人骨骼、肌肉、皮肤、脏腑、血液等硬件和思想修养、健康品德、精神活力以及社会适应能力等软件的高度概括。人是高级生命的运动形式，是一个永远研究不完的谜，双手掌及面孔的气色纹理等符号，是随着人体的健康与否的变化而显示的阳性反应物。

未病防病，有病防变。这是手诊、面诊医学普及推广临床价值之灵魂所在。

开卷有益。2013年6月21日，广州必好适营养品营运中心龚炳锋总经理同我游黄山时建议，以后写手诊、面诊书时，在读者还未进入全书内容之前，能否编写出简要的一句话式的学习手诊诊断技术内容（见前边），这样会增加读者的兴趣。

医学在于明理，事理在于心悟，智慧在于开启，大道在于明示，而手诊、面诊贵在准确、简单、易学、易掌握之真传。

2014年3月9日下午，甘肃庄浪有3位先生经人介绍来门诊看病，其中一位45岁陪看病的朱先生说他父亲患腰椎间盘突出症、疼痛，让我给开药带回去服用，让我顺便给他看手诊。我看后见他左手中指、无名指下感情线上有方形纹叩住，建议去医院放射线科拍胸肺片以排除病灶。3月26日下午，朱先生专门从甘肃来门诊说，医院拍片检查证实他是胸膜炎兼左胸膜增厚，医院给他开了利福平和中成药治疗。

2011年6月，笔者被中国台湾同德医学会邀请赴台北市给台湾中医师讲授手诊、面诊时，看见学员们拿着2006年笔者编著的《5天学会望手诊病》被台湾以繁体字出版发行，同时还有辽宁科学技术出版社之前出版笔者编著的《望面诊病图解》《望手诊病图解》等繁体字版本书。在授课时，有位年长者问我：

7

古代《神相全编》书中说女性人中深、人中圆，长大以后是不孝之女也！我调查了很多人，乃至国外华人，都对父母亲很孝顺呀？笔者从来没有遇到过类似提问，便回答说，相学来源于医学，从医学角度解释，临床发现女性人中深圆者，受孕几率很高，有的戴着节育环还是避免不了受孕后做人流小产之苦。古代人认为多子就多福，也没有计划生育提倡之说，怀一个就生一个，大的还未断奶，小的又怀上了，一生几乎要生七八个孩子或更多，哪里有时间看望老人呀！给孩子的衣服都做不完。所以，古圣贤看相者总结，女性人中圆深者长大不孝敬父母亲。当笔者话讲到这里，那位年长者拍了一下大腿说，哎呀！我搞了多年都没有弄明白，让你这么一说我全懂了。

其实，手诊、面诊在古今中外均有专著，笔者只不过在古圣贤基础上有所发现和提高罢了。读者可以利用业余时间顺手翻一翻这本小著，一定会对自己、家人、同事、朋友及周围人的身心健康有所帮助。

本书诊法内容，均是笔者多年临床之真实记录，无半点夸张想象和虚构。对书中的药方请在医生指导下服用。

最后，借此机会祝读者身心健康快乐！书中不足之处请读者指正。

赵理明

2014年5月于西安小寨藻露堂中医医院

微信号：zlm19611126

目　录

第一天　认识手关节 学会摸骨架

一、认识手掌各关节

1. 手掌各部位骨架介绍

指骨（图1-1）：属于长骨，共14块；拇指有两节指骨，其余各指骨节都有3节。由近侧至远侧依次为指骨、中节指骨和远骨。

掌骨（图1-1）：共5块，由桡侧向尺侧，掌骨的近侧端为底，接腕骨；远侧端为头，接指骨；头底之间的部分为体。

腕骨（图1-1）：属于短骨，共有8块，排成两列。腕骨的活动灵活程度同大脑反应灵敏度成正比。腕骨灵活是选择体育运动员的参考条件之一。常做手腕运动，对大脑有保健锻炼

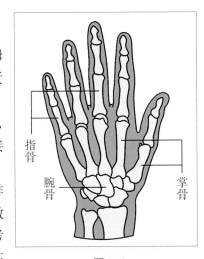

图1-1

1

作用。

桡骨（图1-2）：是前臂两骨位于外侧的一个，分为一体两端。

尺骨（图1-2）：是前臂两骨位于内侧的一个，分为一体两端。

笔者注：笔乃书法之骨，墨乃书法之肉，水乃书法之血。三者之

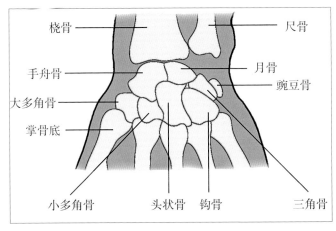

图1-2

质量同书法作品之精美优劣成正比。笔者多年研究手诊感悟,观手形骨骼诊病同书法有相似之处,手是人身体中的主要器官之一,手掌同耳朵一样,乃人体之缩影,可以反映人体的全部生命信息。其生理功能就是活动,而手骨骼是双手的支架,是活动中的主心骨和杠杆。骨肉相连,筋能束骨。掌受血而能握,指受血而能摄。故双手接受应力和负重是其生物性能。

2. 手掌部神经及手形态简易诊病法

（1）手掌部神经简单介绍（图1-3、图1-4）。

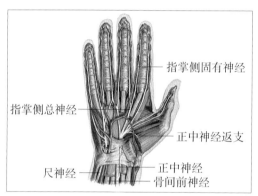

图1-3

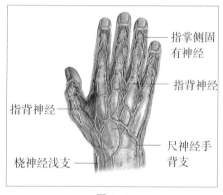

图1-4

（2）手掌形态简易诊病法。

①缺血性肌挛缩手掌形态:是筋膜间隔区综合征导致的严重后果。《诸病源候论·金疮病诸候》说:"此由伤绝经筋荣卫不得循行也,其疮虽愈,筋急不得屈伸也。"上肢的重要动脉损伤后,血液供应不足或因包扎过紧超过一定时限,前臂的肌群因缺血而坏死,慢慢会形成典型的畸形爪形手（图1-5）。

②桡神经损伤后的手掌形态（图1-6、图1-7）。

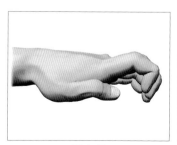

图1-5

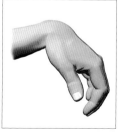

图1-6

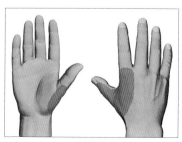

图1-7

③尺神经损伤后的手掌形态（图1-8~图1-11）。

④正中神经损伤后的手掌形态（图1-12~图1-15）。

凡读者寄来患者手掌照片让手诊医师诊断时，或临床上发现双手掌近手腕发育正常，而近五指端及五指变薄、指细弱，提示此人可能上肢瘫痪或上身瘫痪，坚持长期按摩拍打上肢，即可促进血液循环而减缓肌肉萎缩（图1-16）。

手掌自然握拳，在中指尖下的掌面劳宫穴处呈凹坑状，提示此人患慢性胃炎疾患（图1-17）。

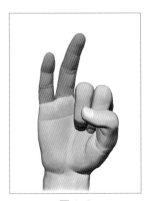
图1-8

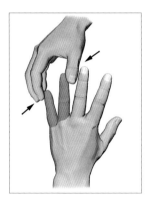
图1-9

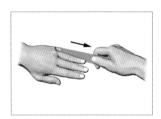
图1-10

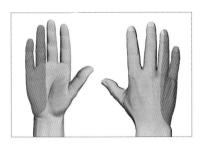
图1-11

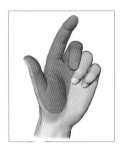
图1-12

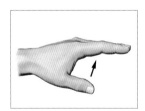
图1-13

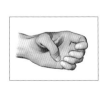
图1-14

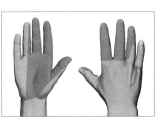
图1-15

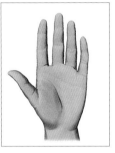
图1-16

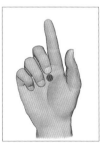
图1-17

3

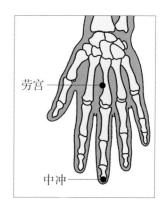

3. 手掌部常用穴位介绍

（1）劳宫：第二、三掌骨之间，握拳，中指尖下是穴（图1-18）。

主治：心痛，呕吐，癫狂痫，口疮，口臭。

（2）中冲：中指尖端的中央（图1-18）。

主治：心痛，昏迷，舌强肿痛，热病，小儿夜啼，中暑，昏厥。

（3）大陵：腕横纹中央，掌长肌腱与桡侧腕屈肌腱之间（图1-19）。

图1-18

主治：心痛，心悸，胸闷，胃痛，呕吐，癫痫，热病，上肢痹痛，偏瘫，失眠，眩晕，偏头痛。

（4）列缺：桡骨茎突上方，腕横纹上1.5寸（图1-20）。简便取穴法：两手虎口自然平直交叉，一手食指按在另一手桡骨茎突上，指尖下凹陷中是穴（图1-21）。

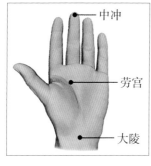

图1-19

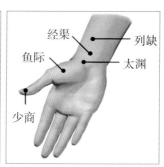

图1-20

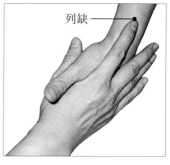

图1-21

主治：伤风，头痛，项强，咳嗽，气喘，咽喉肿痛，口眼㖞斜，齿痛。

（5）太渊：掌后腕横纹桡侧端，桡动脉的桡侧凹陷中（图1-20）。

主治：咳嗽，气喘，咯血，胸痛，咽喉肿痛，腕臂痛，无脉症。

（6）鱼际：拇指掌骨中点，赤白肉际处（图1-20）。

主治：咳嗽，咯血，咽喉肿痛，失声，发热。

（7）少商：拇指桡侧指甲角旁约0.1寸是穴（图1-20）。

主治：咽喉肿痛，咳嗽，鼻出血，发热，昏迷，癫狂。

（8）商阳：食指桡侧指甲角旁约0.1寸是穴（图1-22）。

主治：耳聋，齿痛，咽喉肿痛，颌肿，青盲，手指麻木，热病，昏迷。

（9）合谷：手背，拇指和食指掌骨之间（图1-22）。简便取穴法：以一手的拇指指骨关节横纹，放在另一手拇指、食指之间的指蹼缘（虎口）上，拇指尖下是合谷穴（图1-23）。

主治：头痛，目赤肿痛，鼻出血，齿痛，牙关紧闭，口眼㖞斜，耳聋，疟腮，咽喉肿痛，热病无汗，多汗，腹痛，便秘，经闭，痛经。

（10）阳溪：腕背横纹桡侧端，拇短伸肌腱与拇长伸肌腱之间的凹陷中（图1-22）。

主治：头痛，目赤肿痛，耳聋，耳鸣，齿痛，咽喉肿痛，手腕痛。

（11）四缝：第二、三、四、五指掌面，近端指关节横纹中点是穴（图1-24）。

主治：小儿疳积，百日咳。

操作：针消毒，点刺出血或挤出少许黄白色透明黏液。

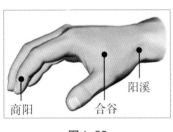

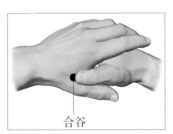

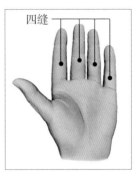

图1-22　　　　　　　　　　图1-23　　　　　　　　　　图1-24

（12）神门：腕横纹尺侧端，尺侧腕屈肌腱的桡侧凹陷中（图1-25）。

主治：心痛，心烦，惊悸，怔忡，健忘，失眠，癫狂痫，胸胁痛。具有安神定志、通络作用。

（13）少府：无名指、小指掌骨之间，握拳，在小指端与无名指端之间（图1-26）。

主治：心悸，胸痛，小便不利，遗尿，阴痒

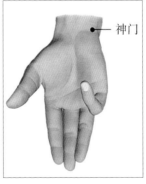

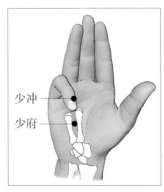

图1-25　　　　　　　　　　图1-26

痛,小指挛痛。

(14)落枕穴:手背食指、中指掌骨间,指掌关节后约0.5寸处(图1-27)。

主治:落枕,手臂痛,胃痛。

(15)腰痛穴:手背指总伸肌腱的两侧,距腕横纹1寸处,一只手上有两个穴(图1-27)。

主治:急性腰扭伤。

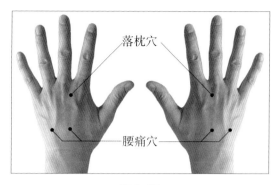

落枕穴

腰痛穴

图1-27

二、摸手掌骨架诊病术

1. 推压拇指掌骨诊颈椎病法

具体方法:医者用拇指腹侧面从患者拇指背掌骨起端向手腕处推压(图1-28)。若对应颈椎处那个部位有凹坑或突起,提示此人颈椎对应处有颈椎增生疾患。可反复测推几次(西安高级按摩师张国军临床善用此法手诊颈椎病)。

2. 第二掌骨侧疾病速诊法

(1)第二掌骨侧全息穴位群(图1-29):1973年,张颖清发现了第二掌骨侧的一个新的有序穴群。之后,其又在此基础上创建了"第二掌骨侧疾病速诊

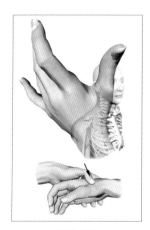

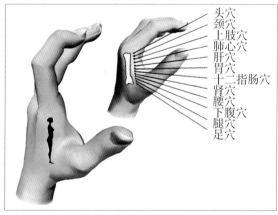

头穴
颈穴
上肢穴
肺心穴
肝穴
胃穴
十二指肠穴
肾穴
腰穴
下腹穴
腿穴
足穴

图1-28　　　　　图1-29

法"(《生物全息诊疗法》），该法对每个全息穴所相关的人体器官或部位进行了较为详细的说明。

①头穴：头、眼、耳、鼻、口、牙。

②颈穴：颈、甲状腺、咽、气管上段、食道上段。

③上肢穴：肩、上肢、手、肘、腕、气管中段、食道中段。

④肺心穴：肺、心、胸、乳腺、气管下段、支气管、食道下段、背。

⑤肝穴：肝、胆。

⑥胃穴：胃、脾、胰。

⑦十二指肠穴：十二指肠、结肠。

⑧肾穴：腰、脐周、大肠、小肠。

⑨腰穴：肾、腰、尾椎。

⑩下腹穴：下腹、子宫、膀胱、直肠、阑尾、卵巢、睾丸、阴道、肛门、骶。

⑪腿穴：腿、膝。

⑫足穴：足、踝。

（2）第二掌骨侧疾病速诊法：是从头穴至足穴的顺序，依次按压一次或数次双手的各个穴，根据压痛点有无反应和压痛点的位置来判定人体哪些部位或器官有无疾患。

操作手法：医者（测试者）以手大拇指尖逐个按压穴位，指尖向垂直于浅凹长槽沟的方向施力，并稍以第二掌骨长轴为轴的顺时针方向旋转30°的揉压动作，使指尖的着力点抵达以第二掌骨为脊柱位置的模拟人的内脏之位置。按照第二掌骨侧全息穴位群的分布图，从头穴到足穴用拇指尖以大小适中且相等的压力揉压一次，若测试一次不明显时，可再揉压1~2次。在揉压某穴时，患者有咧嘴的表情，躲闪抽手的动作，出声喊痛时，或患者告知某压穴处有明显酸、麻、胀、痛感觉，此处即为反应点。对双手食指掌骨均可测试。笔者临床验证，此方法有它的可靠性和较高的临床价值，对颈椎病、肠胃方面疾病测试准确率可达100%。

3. 摸手腕骨架知体质法

医者用手摸捏被测试者双手近手腕处的桡骨、尺骨时，桡骨、尺骨呈扁平状明显者，提示此人体质差，脑力劳动者多见，建议平时应加强体育锻炼增强体质。笔者临床常常遇见一些患者，说他经常干体力活就等于进行了体育锻炼。其实，体育锻炼和健身运动与体力劳动有着本质的区别：一是体力劳动多受工作时间、性质、高热、寒冷、污浊、嘈杂等不良环境的影响；二是体力劳动为重复的局部限制运动。而体育健身运动是在心情放松时在环境清静、空气质量较好的情况下，使全身能全方位得到充分均衡的有氧运动。医者用手摸捏被测试者双手近手腕处的桡骨、尺骨时，桡骨、尺骨较粗似圆状者，提示此人体质佳，不易感冒，免疫功能强，体力劳动者多见。

4. 刮推中指掌骨诊病法

《医宗金鉴》曰："若脊筋陇起，骨缝必错，则成伛偻之形。"《检骨图注》曰："背后颈骨共五节，第一节系致命处。五节之下系脊背骨，共六节，亦第一节系致命处。"《中西骨格图说》曰："腰眼骨共五节，第一节系属致命。"

刮推中指掌骨诊断方法：

（1）手背中指根至手腕处对应人体脊柱，如同躯干站在其中。若用圆木、钢笔或刮痧板边沿等在手掌背中指根处向手腕处刮推，哪个部位有不平感，提示人体对应脊柱处有增生等疾患（图1-30）。有关用此方法诊断颈椎增生的方法，笔者在《实用掌纹诊病技术》和《望手诊病图解》中已做过详细介绍，请读者查阅。

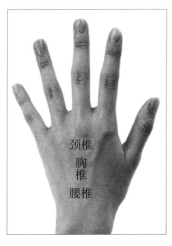
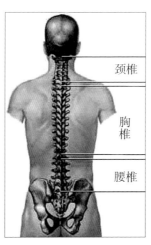
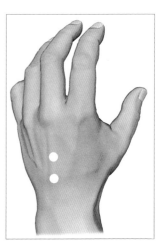

图1-30   图1-31

（2）若手掌背有青白斑块，提示此人可能患腰椎间盘突出症。

（3）若对应腰脊骨手背面有较明显的突起软骨，提示此人可能患腰椎间盘突出症（图1-31）。

（4）若手背对应腰椎处有白色椭圆斑块，或者此处有压痛感，提示此人可能患腰椎间盘突出症（图1-32）。

附：腰椎间盘突出症

由于腰椎间盘发生萎缩性病变以后，因某种原因纤维环部分或全部破坏，连髓核一并同时向外膨出，压迫神经根或脊髓，引起一系列的神经症状而疼痛，为腰椎间盘突出症。本病内因起主导作用。椎间盘纤维环萎缩性病理变化之后，由某种外力、外伤、慢性劳损、受冷等原因，使韧带和肌肉紧张，促使萎缩的椎间盘纤维环发生破裂。

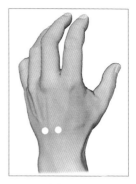

图1-32

笔者多次被邀请在全国各地讲手诊课，发现有相当一部分学员乃至少数医务工作者，对腰椎间盘突出症一知半解，有的甚至说其似火车车厢脱钩一般，真是乱说一通，盲目夸大自己的疗效。故借此机会对腰椎间盘突出症简单做以下介绍，详见图1-33~图1-38。

（1）幼弱型：纤维环不全破裂，内层纤维断裂，外层保持完整。

（2）成熟型一：有的突出物无被膜，有的突出物有被膜。

（3）成熟型二：纤维环完全破裂。

（4）移行型：纤维环接近破裂，可完全突出或自愈。

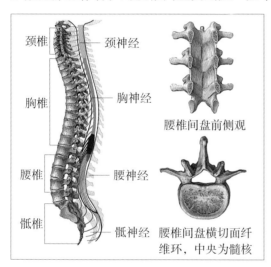

颈椎 —— 颈神经
胸椎 —— 胸神经
腰椎 —— 腰神经
骶椎 —— 骶神经

腰椎间盘前侧观

腰椎间盘横切面纤维环，中央为髓核

图1-33

9

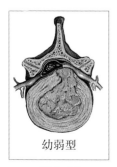

幼弱型

图1-34

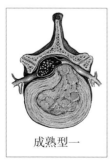

成熟型一

图1-35

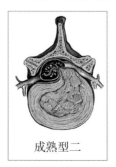

成熟型二

图1-36

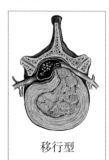

移行型

图1-37

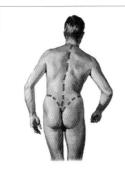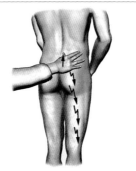

凸侧向病侧的脊柱侧弯　　检查压痛点疼痛向下肢放射

图1-38

压痛点对确定腰椎间盘突出症有极高的临床价值。中心型腰椎间盘突出症医者用手按时，大多数患者感觉有疼痛感并向两下肢放射。

笔者注： 患者平卧，双腿伸直。医者用手大拇指压摸患者双侧腹股沟，若有条状硬结，并有压痛感，提示为腰椎间盘突出。哪侧有痛感，就提示在哪侧有突出，若两侧均有痛感，就提示为中央型腰椎间盘突出症。

5. 推压无名指掌骨诊病法

操作方法： 医者用拇指由无名指根向手腕方向推压摸患者无名指掌骨时，患者感觉疼痛，有抽手、咬牙等表现时，提示此人可能患下列疾病信号：骶椎移位、下肢乏力；男性前列腺增生；女性月经不调（图1-39）。此方法西安高级按摩师王兆生学习后惯用于临床。

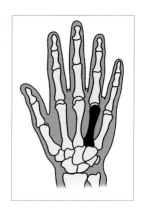

图1-39

复习思考题

1. 简单讲述手部各关节名称。
2. 什么叫作手掌形态望诊法？
3. 请读者在自己手掌上指出合谷穴、劳宫穴、少商穴、列缺穴、腰痛穴、落枕穴的位置。
4. 讲述一下推压拇指掌骨诊断颈椎病方法。
5. 了解第二掌骨全息诊病方法。
6. 怎样摸捏近手腕桡骨、尺骨了解体质？
7. 试叙述一下腰椎间盘突出症。怎样进行手诊诊断？
8. 无名指掌骨推压法可诊断哪几种病？

第二天　学会指甲诊病

三、看图学手指甲诊病法

1. 手掌指甲全息图及指甲各部位划分名称

观甲诊病自古有之。甲乃筋之余，以映内脏肝胆之疾。凡事物的局部都相似于该事物的整体，这是全息论的基本定则。故指甲诊同目诊、耳诊、舌诊一样，根据其枯荣异样变化之阳性反应物，可测人体全身健康盛衰状况。十几年前，王文华等医师研究甲诊时按照全息论绘制过指甲人体信息意象图，就是

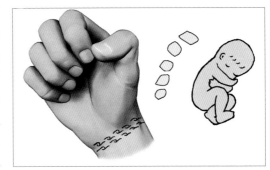

图2-1

把五指如图2-1样并拢，全手掌指甲有似一个五官俱全的蜷缩状的胎儿形影。一般说来，拇指指甲和中指指甲均可反映人体全身疾病信号。有关五指指甲诊病方法下文详述，这里暂不赘言。所谓"全息"，是指生物体部分与部分、部分与整体之间信息全等的一种自然属性。它含有整体全部信息之相对独立的部分。山东大学张颖清教授称它为"全息元"或"全息胚"。人体的眼、耳、手、足等部位都是全息胚，在不同程度上都是整体的缩影，所以，医生运用点穴、耳针、手针等方法可以诊治全身性的疾病。

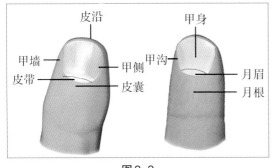

图2-2

指甲各部位划分见图2-2。

11

5个手指和指甲对应的全息图见图2-3。

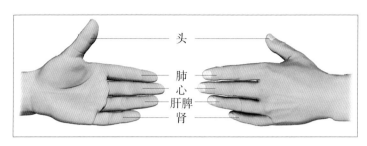

头

肺
心
肝脾
肾

图2-3

2.指甲色泽诊病法

（1）十指甲前端有片状红带出现，提示胰腺炎信号。临床发现有些胰腺患者中指甲甲面还出现不规则的紫色斑块状（图2-4）。若中指甲甲面一侧有几条异色中断线（图2-5），询问在未患感冒时，拇指白色月眉为红色，有时上腹左侧或肚脐周围有钝痛，提示此人患有慢性胰腺炎信号。

（2）十指甲甲面沿下有一条细鲜红线，提示此人正患肠胃炎或头痛、神经衰弱（图2-6）。

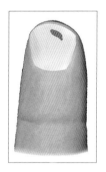 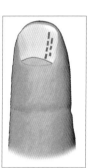 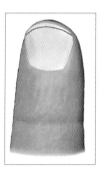 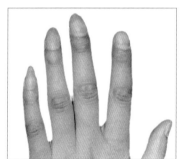

图2-4　　　　　图2-5　　　　　　　　图2-6

（3）十指甲甲面沿下有一条较宽粗样鲜红色，提示此人正患大肠炎、腹泻（图2-7）。

（4）拇指指甲白色月眉部位几乎占全甲的1/2，呈红色，白色月眉又有鲜红斑块状，提示此人有慢性咽炎、扁桃体炎，易因感冒而引起急性发作（图2-8）。

（5）十指甲甲面呈绿色，提示可能为做工时原料所染（图2-9）。

（6）十指甲甲面呈白色，多提示此人贫血、营养不良。若长期全甲面为白色，可能为遗传所致（图2-10）。

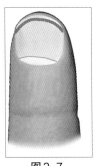
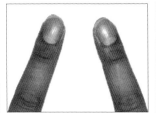
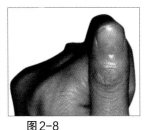
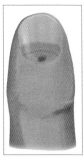

图2-7　　　　　　　　　　　　　　　　图2-8

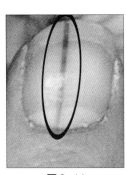
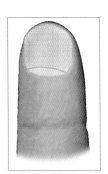

图2-9　　　　　图2-10　　　　　图2-11　　　　　图2-12

13

（7）拇指指甲面出现一条不凸起的纵黑线纹，提示甘油三酯高、血黏度高、脑动脉硬化信号。若儿童有此线，临床验证是大脑记忆力减退（图2-11）。临床调查发现，此类小孩均胖，平时最爱吃包装华丽、口感好的小食品。

（8）十指甲甲面干巴无光泽，如干木样色泽，提示此人已患恶性肿瘤到中晚期（图2-12）。

（9）十指甲甲面白色月眉处有纵黑色露苗小线向上放射，提示此人已患恶变病，临床发现妇科癌症多见（图2-13）。

（10）十指甲甲面干巴呈灰色，甲面下又有数朵小黑斑点者，提示此人已患恶变病到中晚期（图2-14）。

（11）一指指甲或几个手指指甲变丑陋，为朽木样灰色，甲下挖

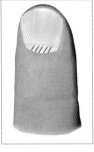
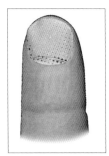

图2-13　　　　　　图2-14

空，为甲癣，也称灰指甲（图2-15）。甲癣既影响美观也难治愈，治疗费用也高，内服药物最易伤胃损肝肾。笔者从事多年临床中医皮肤科工作，现介绍一种治甲癣效果理想的简便方法：川楝子15克，白芥子5克，硫酸铜9克，食用红醋50克左右浸泡，两天后使用。每次用棉签蘸药水涂在甲癣上，涂药前需用刀片刮去甲角质层，以不渗血为度，每日2~3次反复涂药即可。病愈后必须再坚持涂药一段时间，以维持疗效。

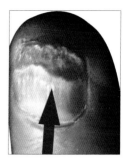

图2-15

（12）十指甲甲面呈青黑色，提示此人体内有严重的瘀血阻滞（图2-16），车祸及其他外伤患者常常可以看到青黑色指甲。

（13）十指甲皮带紧缩，皮囊处呈咖啡色，并生有肉倒刺，提示此人近期心火、胃火旺盛，或心脏神经官能症（图2-17）。

（14）多数指甲甲面中央发白色，提示此人正患胃疾（图2-18）。

（15）十指甲甲面呈黄色，提示此人正患肝、胃或子宫疾患（图2-19）。

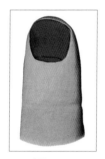

图2-16

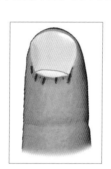

图2-17

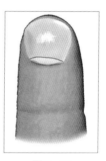

图2-18

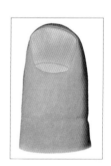

图2-19

（16）十指甲甲面为蓝色，提示此人心脏功能障碍，临床发现其双唇也为紫蓝色（图2-20）。

（17）若小指甲甲面有一块白色斑块状，小指皮囊发红变肿，提示此人正患泌尿系统结石病（图2-21）。

（18）十指甲甲面均出现白色点状，提示此人近期消化功能异常（图2-22）。

（19）食指甲甲面有一条不凸起的黑色纵线纹，提示此人患有慢性支气管炎（图2-23）。

（20）青年女性若十指甲周甲墙皮色短时间充血红色，多提示正在月经期或

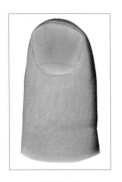 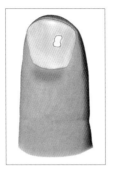 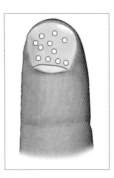 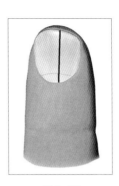

图2-20   图2-21   图2-22   图2-23

月经量多。若男性或者未在月经期的女性也出现甲墙皮色发红，应询问此人腹痛的具体位置，提示可能其脏腑有内出血现象（图2-24）。

（21）多数指甲甲面中央若出现有乌云状黑斑块，提示肝恶变信号（图2-25）。

（22）十指甲青色，多见于心血管病、急腹症或其他危及生命的急症。如果一位孕妇十指甲短时间青色惹人注目，建议应尽快去医院检查胎儿是否健康（图2-26）。

15

3. 指甲健康圈诊病法

（1）十指甲健康圈（白色月眉）青色，提示此人有气滞血瘀的危症（图2-27）。

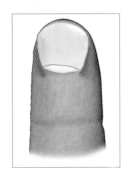 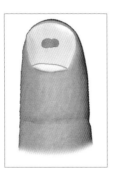 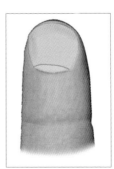 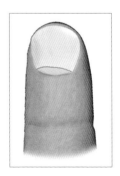

图2-24   图2-25   图2-26   图2-27

（2）十指甲健康圈及甲身近甲根1/3处甲面青色，提示此人近期患有严重腹泻（图2-28）。

（3）十指甲健康圈为灰黑暗色，提示此人身体某部位患有疼痛症或有高血脂、动脉硬化（图2-29）。

（4）十指甲健康圈均为黑红色或紫蓝色，提示此人心脏疾病信号（图2-30）。

（5）十指甲健康圈均为牛奶样白色，指甲面也发白，提示此人患有气血双亏（图2-31）。

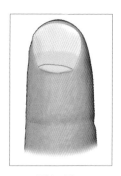
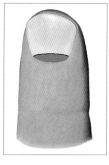
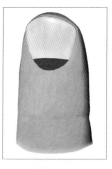
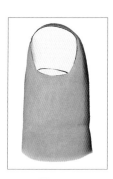

图2-28　　　　　　图2-29　　　　　　图2-30　　　　　　图2-31

（6）十指甲健康圈同甲面干燥似朽木样白色，多提示肝癌中晚期（图2-32）。

（7）十指甲健康圈大于全甲的3/5，提示此人有家族遗传性高血压（图2-33）。随着年龄增长应积极防治，预防肥胖是首要之事。

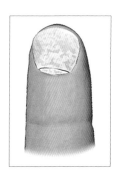
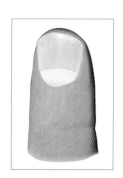
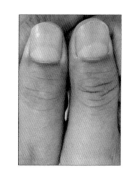

图2-32　　　　　　　　　　　　图2-33

（8）十指甲无白色健康圈或健康圈过小，提示此人有遗传性低血压（图2-34）。进入50岁之后身体发福臃肿者，要预防高血压。

（9）十指甲健康圈走向甲面边沿呈小锯齿状，提示此人有心律失常信号（图2-35）。

（10）若十指甲健康圈过大，走向甲面边沿呈地图锯齿状，多提示胃恶病变信号（图2-36）。

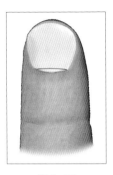

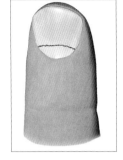

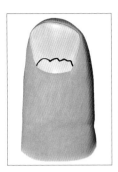

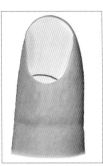

图2-34　　　　　　　　图2-35　　　　　　　　　　　图2-36

（11）若小指甲健康圈与其他四指健康圈相比呈红色，提示此人近期有心脏疾患（图2-37）。

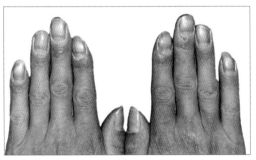

图2-37

4. 观指甲外形形态变化诊病法

（1）十指甲呈长大甲形（甲体面积占本指节的3/5以上），提示此人先天性呼吸功能差，易患呼吸系统疾病（图2-38）。

（2）十指甲呈小甲形（甲体面积占本指节1/3），提示此人易患先天性顽固性头痛。若进入50岁之后，甲体变为深红色，提示此人应控制血压，积极预防脑卒中（脑出血）、脑血栓疾病发生（图2-39）。

（3）十指甲多数呈圆形甲体，提示此人易患偏头痛（图2-40）。

（4）若指甲多数呈头大根小的扇形甲体，且前端上翘后端呈凹状，提示此人易患甲状腺疾病，性功能易减退（图2-41）。

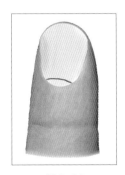

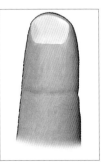

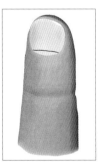

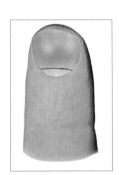

图2-38　　　　　　　图2-39　　　　　　　图2-40　　　　　　　图2-41

（5）若指甲多数呈三角形，提示此人易患脑脊髓病（图2-42）。

（6）十指甲既宽又短，以双手拇指最为明显，女性有此指甲提示可能患不孕症；男性可能为少精、死精症（图2-43）。

（7）十指甲呈勺状，提示此人为长期糖尿病所致（图2-44）。

（8）食指指甲比其他指甲发亮偏歪，提示此人患不孕症，临床验证多为输卵管不通（图2-45）。

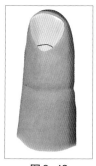
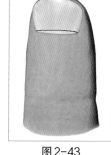
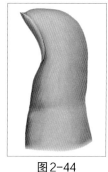
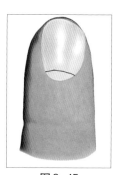

图2-42　　　　　　图2-43　　　　　　图2-44　　　　　　图2-45

（9）小指甲根前端大而甲根小，指甲皮带又紧束，提示此人易患不孕症（图2-46）。

（10）拇指指甲面出现一条隆起的纵黑线纹，提示此人患高血压、心绞痛（图2-47）。

（11）小指指甲面有一条纵线突起，提示此人患有胃炎（图2-48）。

（12）中指指甲两侧呈有角形的方形甲，提示此人有患胃窦炎信号（图2-49）。

（13）食指指甲面有浅的横凹沟，提示此人患有慢性胃炎（图2-50）。

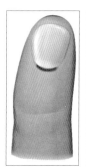
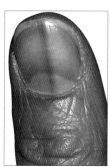
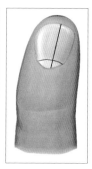
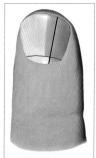
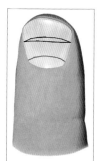

图2-46　　　　　　图2-47　　　　　　图2-48　　　　　　图2-49　　　　　　图2-50

四、五指形态气色诊病法

1. 拇指

五指以拇指最为重要，是手的最重要部位，与其余四指有相对等的功能。它的长度以在五指并拢时同食指第一节一半等高为标准。拇指代表一个人的遗传因素和脑力之强弱。

（1）拇指指根变细，提示呼吸道和胃肠有病变（图2-51）。

（2）拇指第二指节掌面纹杂乱，有十字纹，提示此人易患头痛（图2-52）。

（3）拇指呈蜂腰状，提示此人易患乏力症（图2-53）。

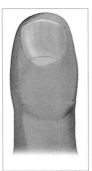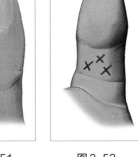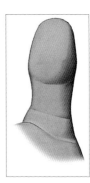

图2-51　　　　　图2-52　　　　　图2-53

（4）拇指指腹扁平，弹性差，提示此人体质差，易感冒（图2-54）。

（5）拇指看上去短小，提示此人易患心脑血管病，反应也迟钝（图2-55）。

（6）拇指过于粗大，提示此人爱动怒，易患胃疾（图2-56）。

（7）拇指指端呈圆球状头，提示此人易头痛。

（8）拇指指根（大鱼际）无弹力，拇指指腹压时无弹力，提示此人体质差，肺功能和肠胃功能差（图2-57）。

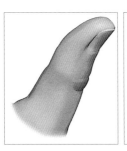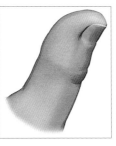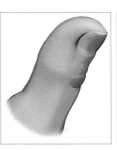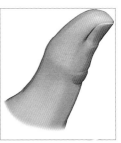

图2-54　　　　　图2-55　　　　　图2-56　　　　　图2-57

19

（9）自然死亡，像机器磨损到了极限而自然损坏一样，实现生命最后的自然终结。老人在自然死亡之前，或人久病到了临终前，拇指提前几天就会慢慢地缩弯在掌内。临床证明，这是脑死亡信息。

2. 食指

食指代表肝功能和肺功能。它的长度以在五指并拢时达到中指第一节一半处为标准。

（1）食指长于中指，提示此人易患心脏病（图2-58）。

（2）食指第二节变成蜂腰状者，提示此人患慢性支气管炎（图2-59）。

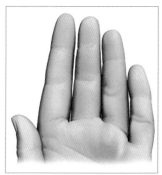
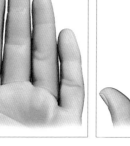

图2-58　　　　　　　　图2-59

（3）食指指节纹为一道者，提示此人大脑反应迟钝，注意力不易集中。

（4）食指第二节粗壮者，提示此人缺钙，牙和骨以及指甲易受损伤。

笔者注：人体之骨只有牙齿和指甲可以直接看见，故凭二者受损状况可以诊断肝肾之健康。

3. 中指

中指属心，居中，主神明，代表人的主观意识。它的长度应高于食指和无名指。

（1）中指若低矮短于两邻指，提示此人易患心律失常。

（2）中指特别长，提示此人易腰痛（图2-60）。

（3）中指较其他手指苍白细弱，提示此人贫血，心脏供血不足，心脏功能障碍。

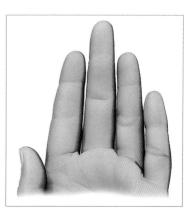

图2-60

4. 无名指

无名指也称药指、环指。无名指长度以至中指第三节1/3处为标准。多做无名指运动可以缓解大脑疲劳。

（1）无名指活动迟缓，提示此人有患癫痫病之信号。

（2）无名指变细、弱而无力，提示此人患有胆囊疾病。

（3）无名指短，指节纹又杂乱，提示此人先天体质差。

（4）无名指同中指齐长，或稍长于中指，提示此人身体健壮。

（5）无名指第二节指节纹为青黑色，提示此人胆囊有病。

5. 小指

小指遗传性强，它的长度以到无名指第二节指节纹处为标准。代表心、肺、生殖功能，同时实践证明，它的长短及外形美观还反映一个人的口才之优秀与否。

（1）小指标准健康，甲面健康圈明显，提示此人性功能强。

（2）小指比其他手指发凉，提示此人心脏功能弱，血液循环差。

（3）小指近无名指侧皮增厚，或变异色，提示心脏病信号，因心经正好走行于小指内侧。

（4）小指短小而弯曲，无论男女均提示易患不育不孕症。

复习思考题

1. 熟练掌握手掌指甲全息图及指甲各部位名称。

2. 指甲色泽诊病法同观甲外形诊病法有何不同？举几例说明。

3. 指甲健康圈诊病法对临床有何意义？

第三天　学会观手掌反射区诊病法

五、望手形及动态简易诊病法

（1）方形手掌者，皮肤常为黝黑色，提示此人易患胆囊疾病、风湿性关节炎（图3-1）。

（2）长方形手掌者，皮肤较粗，掌色为黄色，提示此人易患肠胃病，胃下垂者多见（图3-2）。

（3）粗短形手掌者，其五指非常短，提示此人易患心律失常，进入老年后需防治心脏疾病（图3-3）。

（4）细长形手掌者，双手掌肤色同双臂皮肤色泽几乎无差别，提示此人易患功能性肠胃疾病（图3-4）。

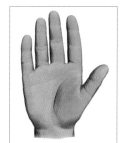

图3-1

（5）粗壮结节手掌者，体力劳动者多见，易患高血压、胃病、腰腿痛、脑血管疾病（图3-5）。

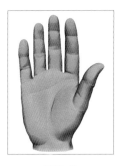 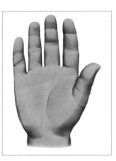 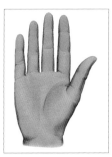 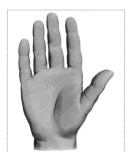

图3-2　　　　　图3-3　　　　　图3-4　　　　　图3-5

（6）五指自然并拢时，掌部宽大，而五指同掌部呈尖锥形状手掌，此类人手掌多皮肤软而细腻，临床发现脑力劳动者多见，自我保健意识强。

（7）双手掌出现麻木、僵硬，或有蚁行感觉，提示此人有患原发性高血压信号或原发性高血压合并糖尿病或颈腰腿痛控制不良引起的末梢神经炎发作。

（8）一个人进入50岁之后，短时间内双手出现发抖，提示脑动脉硬化、脑缺血、老年性痴呆信号，建议及时去医院检查。

（9）手掌心常发热，提示此人多为饮食失调导致脾胃内伤。

笔者注：合理饮食优于单纯治疗。

（10）一个人患感冒发热时，如果双手背发热而手心不热，提示此人的感冒可能因受风寒而引起。风寒感冒时用药越早越好。

（11）双手十指背有明显的血管浮露，提示此人有慢性肝病史，应提防肝脏恶变病的发生。

（12）手掌明堂皮下有结节包块，压痛与胃疾轻重成正比，多见于早期胃癌患者。此人常常兼有冬天手发凉、夏天手发热的症状（图3-6）。

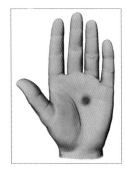

图3-6

六、望手掌气色诊病法

（1）双手掌皮肤色泽光亮引人注目，提示此人患有风湿类疾患。

（2）双手掌红色，以十指腹最为明显，多提示此人患有糖尿病。

（3）双手全掌布满红白色斑点，提示此人目前正患有胃病（图3-7）。

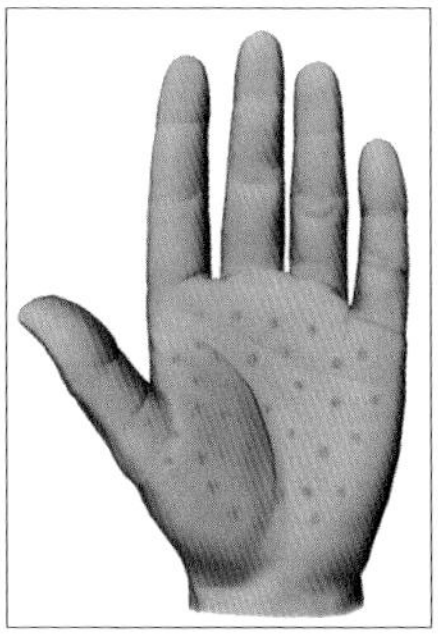

（4）双手掌明堂处白色，提示此人正患胃病；若双手掌明堂青色，提示此人胃病严重。

（5）一手掌或双手掌中指根掌面处青色，如瘀血在皮下，提示此人正患头痛，脑血管疾病恢复期。

（6）双手掌看上去全为青色，提示此人体内有瘀血。

（7）手背青黑色，或手背有褐色斑点，提示此人为胆囊结石症，胆囊切除后胆管有结石者也可见到此色斑块，女性胆囊结石者手背临床最为常见。

（8）高血压患者若双手掌短时间红色，应高度预防脑出血发生。

（9）双手掌主线、指节纹均为紫色，提示此人血黏稠（图3-8）。

（10）手掌胃区常常白色带黄，提示此人患有胆汁反流性慢性胃炎。若胃区

图3-7

23

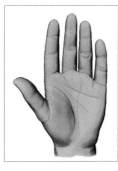

图3-8

白色光亮，提示此人一着凉腹部就发胀，也可能患有慢性胃炎。

（11）手掌面出现黄色小颗粒瘤变，且多分布于双掌和各指节打褶的地方，提示此人血脂偏高。

（12）手背中央有紫色，或有硬块并有压痛感，提示此人正患胃溃疡。

七、望手掌反射区诊病法

1. 手掌九宫八卦划分法

手掌可分为九个区域（图3-9），俗称九宫。每个区域都代表人体不同的器官或功能，如果哪个区域颜色或纹线等不正常，则表示哪个器官或系统可能要出现问题了。

九宫代表意义：

巽宫：肝胆。离宫：心脑。震宫：性欲、胃功能。前坤宫：视神经。后坤宫：肾及生殖泌尿系统。兑宫：呼吸系统。乾宫：肺及神经系统。坎宫：生殖、肾功能、直肠肛门。艮宫：大肠、脾胃功能。明堂：心血管循环功能。

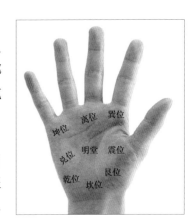

图3-9

2. 手掌九星丘划分法

手掌九星丘划分法与手掌九宫八卦划分法的意义相同（图3-10）。通过观察各星丘颜色或纹线的变化也可推断出人体某器官或系统的情况。

3. 手掌酸碱区划分法

学习手诊还要了解手掌酸碱区划分法（图3-11）。

酸区：本能线包围拇指的掌面大鱼际部位。

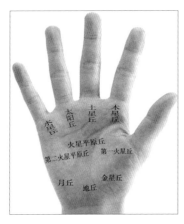

图3-10

碱区：无名指、小指缝下和食指、中指缝下至感情线掌面土星丘、太阳丘部位。正常情况下，酸区面积大于碱区面积。

碱区增大，提示胃病、哮喘、脏器下垂、低血压；酸区增大，提示高血压、脑出血、糖尿病、心脏及肾脏疾患信号。

酸性体质的人，喜欢喝咖啡，喝了也不影响睡眠。碱性体质的人，对咖啡很敏感，睡前饮一杯咖啡就影响入睡。

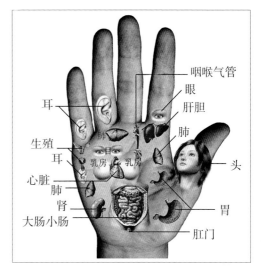

图3-11

4. 手掌与人体脏腑病理对应图

人体五脏六腑在手掌上的对应部位见图3-12。了解和掌握这些部位，对手诊大有裨益，可准确判断疾病的部位和种类。

5. 人体脏腑解剖认识图

医学家王清任说："著书不明脏腑，岂不是痴人说梦；治病不明脏腑，何异于盲子夜行。"故手诊爱好者了解并掌握人体脏腑简单解剖图对临床望手诊病具有重要的指导意义（图3-13~图3-17）。

图3-12

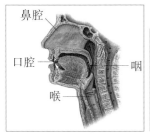

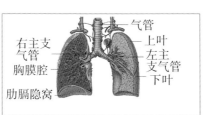

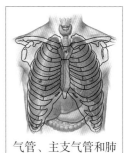

图3-13　呼吸系统解剖图

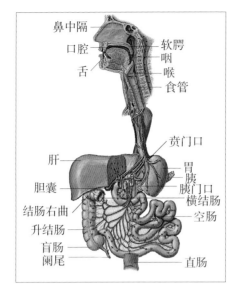

图3-14　消化系统解剖图

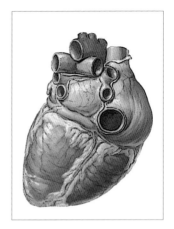

图3-15　心脏外形图

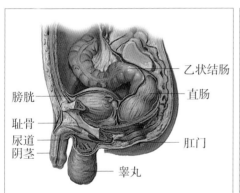

图3-16　男性生殖泌尿系统解剖图

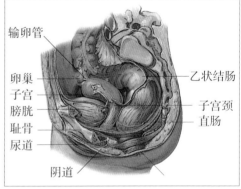

图3-17　女性生殖泌尿系统解剖图

6. 手掌与自身的正常大小比例

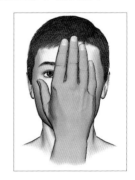

将自己的手掌面扣住颜面，以手腕至中指尖的长度恰好盖住颜面为标准，手腕在下巴处，中指尖应在发际处。如果一个人身材高大，用此法测手偏小，五指较粗短，提示此人易患心脏病。若身材低矮单薄，用此法自测手偏大，五指偏长，提示此人易患脾胃病（图3-18）。

图3-18

7. 手掌病理纹及常见符号

手掌常见病理纹和符号见图3-19。

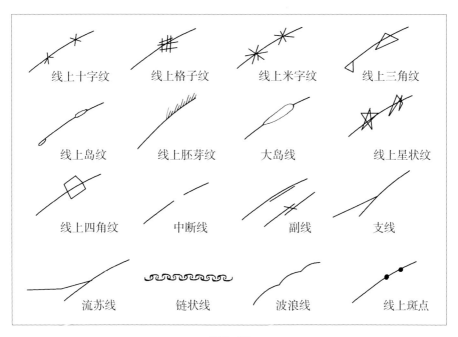

图3-19

复习思考题

1. 请在自己手掌上画出九宫八卦和九星丘位置。
2. 叙述金星丘、月丘、巽宫、坤宫、震宫、明堂各位代表的临床意义。
3. 酸碱区在手掌上怎样划分？
4. 熟练掌握手掌与人体脏腑病理对应图。
5. 手掌纹的副线、岛纹、米字纹有何病理价值？

第四天　学会手掌各线划分法

八、认识手掌40条纹路

1. 手掌21条自然线解析

（1）本能线（图4-1）：也称生命线。就是由手掌虎口中央起点，自然走向手腕之处将拇指围起的掌褶纹线。它代表人的寿命、体质、活力、能力、精力、健康和疾病状况。标准的本能线深刻、明晰、饱满，无间断分叉，不超过中指中垂线。不能错误地从它的长短、粗细来论寿命之长短。若有叉纹、障碍线，提示有大病先兆。本能线有统领诸线之作用。

（2）脑线（图4-2）：也称智慧线。就是由手掌虎口中央走流到掌中，至无名指中垂线处为标准。标准的脑线，表示大脑聪明，精力充沛，心情愉快，健康活泼。若脑线不正常发展，提示心血管、智力、脑神经系统以及头部方面疾病信号。此线与遗传有关。

（3）四指掌褶纹线（图4-3）：也称感情线。就是由手掌打击缘小指下起点

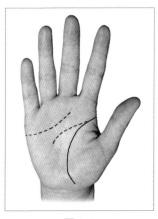

图4-1

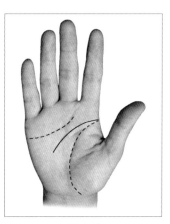

图4-2

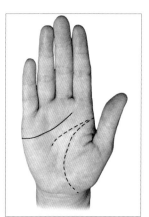

图4-3

走流到中指下的掌纹。它代表心脏、视神经、呼吸道、食道等人体健康状况。

（4）玉柱线（图4-4）：也称命运线。就是由手腕中央向上走至中指下的掌纹。此线并非人人皆有，它与遗传有关，代表人的体质、心血管系统以及人的精力盛衰状况。

命运，只是一种机遇，而道德和人生观才是命运的根本，是提升自我的明灯。命运是人自己的行为来主宰决定的。

（5）贯桥线（图4-5）：就是承接脑线和四指屈掌褶纹之连线。有此线，揭示心脏功能障碍。

（6）指纹（图4-6）：就是十指腹先天的自然纹。常见的指纹有涡斗纹、螺斗纹、箕指纹、弓指纹、帐式弓形纹、马蹄样纹、S形指纹。

若男性十指中有5个弓形纹和有开口指纹偏向拇指的反箕纹，多患有先天性不育症。

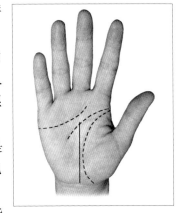

图4-4

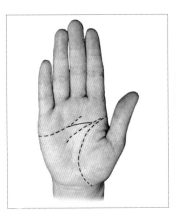

图4-5

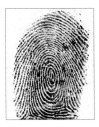 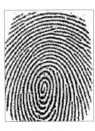 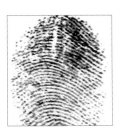

斗指纹　　　　涡指纹　　　　弓形指纹

图4-6

（7）指节屈褶纹（图4-7）：简称指节纹。就是手掌十指每节承接处一两条粗而明显的横纹。若十指第一指节纹只有光滑一道，提示此人在学习时注意力不易集中，大脑易开小差，一般注意力集中不超过20分钟。若十指每指节纹均呈一条光滑的横纹，提示此人大脑反应迟钝，痴呆。

（8）太阳线（图4-8）：就是无名指下有一两条穿过感情线之竖线，它代表人的气质、呼吸系统、精神状态等，与人的智能、技术等有关。笔者多年临床验证，有成就的作家、教授以及有成功事业的人均有发达的太阳线。

（9）坤位马蹄样指纹（图4-9）：食指、中指、无名指、小指之缝掌面指样纹越多，且开口大者，提示此人反应越迟缓。一般正常人无名指与小指缝下坤位处均有马蹄式指样纹。

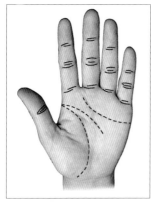 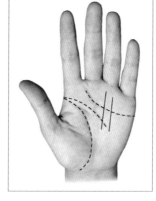 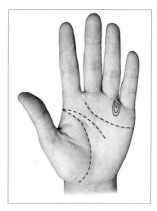

图4-7　　　　　　　　　　图4-8　　　　　　　　　　图4-9

（10）寿线纹（图4-10）：也称第二健康线。就是本能线起点向手背方向延伸或此线末端延伸变深。是进入老年体健而长寿之象征。

（11）健康线（图4-11）：就是本能线上部向上生出的一条或两条走向中指或食指的生机勃勃的掌纹。有此线代表其人健康，即使身体有病，也能很快康复。

（12）手背指节纹（图4-12）：就是指节纹各关节手指背对应处之纹。此纹两三条并呈弯曲状，提示此人大脑发育健康，若只有一条，提示此人反应迟

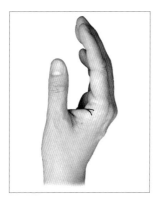 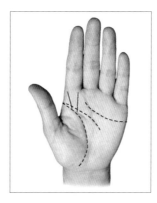 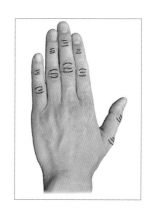

图4-10　　　　　　　　　　图4-11　　　　　　　　　　图4-12

钝。若指节纹咖啡色，无名指最明显，提示胆囊疾患信号。

（13）性线（图4-13）：就是小指下掌打击缘从四指掌屈纹上侧生出两三条平直清晰而不间断之掌纹。标准的性线长不超过小指中垂线。它与人的性生活、泌尿生殖系统有关。

（14）佛眼纹（图4-14）：就是拇指第二节横纹有小眼状纹连接。临床价值同孔子目纹（见下面内容）。

（15）孔子目纹（图4-15）：就是拇指第一节和指背对应处有眼状纹，四指末端第一节有双条指节纹。有此纹代表其人聪明。知识分子多有此纹。若拇指节纹只有一道，第二指节面有一两条同样的明显横纹，也属于孔子目纹。

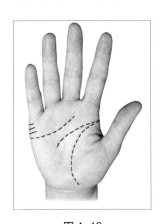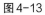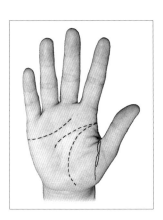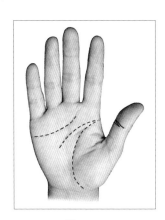

| 图4-13 | 图4-14 | 图4-15 |

（16）金月丘指样纹（图4-16）：就是手掌月丘、金星丘有指肚样纹。有此纹出现，提示此人即使看上去壮实，但耐力差（不是爆发力）。若双手均有此纹，提示此人若患大病，康复缓慢，抗病能力、免疫力、忍痛能力均弱。笔者临床发现，一个人若双手金月丘有指样纹，十指中有7个以上指纹开口均向小指侧，提示此人平时应注意保健。在癌症患者中常可看到这样的指掌纹。

（17）手颈线（图4-17）：就是手腕处两条横线。它代表

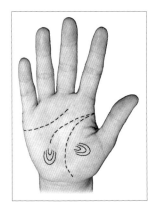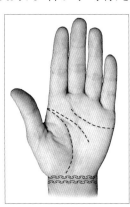

| 图4-16 | 图4-17 |

生殖功能。如果靠手掌手颈线上有星字纹符号，或手颈线残缺不全，或呈标准的链状纹或手腕处有几条静脉浮露，提示肾及生殖功能差，如为女性，则易患妇科炎症。

小孩手腕处出现静脉浮显，像头发一缕一缕地连合在一起如麦穗状，说明小儿消化系统有障碍和营养缺乏。

（18）指节掌面川字纹（图4-18）：就是十指节面均有竖形纹。若老年人出现此纹，表示体健，若小指又有一条如锥画沙一样贯通的竖沟线，提示长寿意义更大。临床验证，如果年轻人指节多数有浅浅的竖线纹，提示此人身体正处于易于乏力时期。

（19）副线（图4-19）：就是主线双侧有长的平行线或主线中断处又有短线承接之线。前者代表身体健康，后者提示即使患病也能康复。

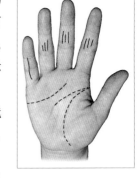

图4-18

（20）生殖线（图4-20）：就是四指掌屈褶纹起端呈根须状纹。它代表生殖功能旺盛。

（21）土星环纹（图4-21）：就是手掌离位有一条弧线正好扣住中指根部，为标准的土星环。它提示眼疾，肝气不舒。若土星环移扣到食指，提示身心健康。若土星环内呈凹状，色泽晦暗，提示心功能障碍。所谓肝气不舒，即心理压力大，是指近期由于各种因素刺激所引起的身体不适和精神上的紧张、焦虑、苦闷、烦躁等不良反应。

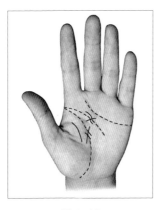

图4-19

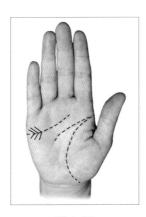

图4-20

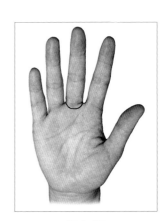

图4-21

2. 手掌19条病理线解析

（1）放纵线（图4-22）：就是小鱼际处有一条或数条朝本能线方向走流的横线。它提示性生活过度，或患糖尿病，生活不规律或长期熬夜，或接触过毒品、麻醉品。若小儿有放纵线，提示经常夜啼或长时间俯卧睡觉。

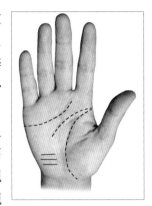

图4-22

（2）白线纹（图4-23）：就是手指墨印在白纸上显示方向、长宽不一的白色纹路。临床发现白线纹女性高于男性，左手高于右手，成人高于儿童。若白线纹出现在掌面，提示体内对应处有不健康的先兆。如指腹出现的白线纹多，提示肾功能差、体质差、血压偏低、血液循环障碍。

（3）肝分线（图4-24）：就是性线延长超过无名指中垂线，也称酒线。有此线多提示过量饮酒或药物中毒导致肝功能障碍。关节炎痛风患者也可见到此纹，接触毒品及肝脏疾病患者也常见此纹。

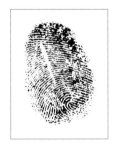

图4-23

（4）过敏线（图4-25）：也称金星环。就是连接食指、中指指缝与小指、无名指指缝之间的弧形连线。有此线提示过敏性体质，易患药物、皮肤、支气管过敏。若过敏线无论从何方生出都走不到位，则无过敏诊断价值。若两边均生出但中间有写行书样连接状，提示有过敏诊断价值。过敏线一条或两条很明显，临床价值意义大。

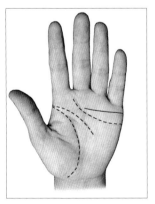

图4-24

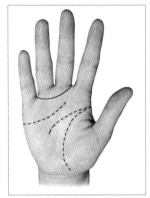

图4-25

（5）异性线（图4-26）：靠手掌打击缘掌面上，有横"丫"字纹，称为异性线。青年人如果双手掌均有众多倒"丫"字纹，提示房事过频，应提防泌尿系统感染。

（6）悉尼线（图4-27）：就是脑线延长至打击缘的线。在20世纪70年代，有掌纹研究者在澳大利亚的悉尼市发现的一种特异变化掌屈褶纹。临床代表各种恶变病信号，若发现双手均有悉尼线，线末端又有岛纹，提示所患疾病应引起高度重视，观察其手掌变化来指导患者去医院某一科检查。若儿童双手有悉尼线，提示发热致使智力发育已受到影响，或易患过敏性紫癜病。

（7）水星垂线纹（图4-28）：就是坤位小指、无名指指缝下有几条纵细线。提示生殖泌尿系统疾病，若此线粗而明显且为两三条，为下肢乏力症。

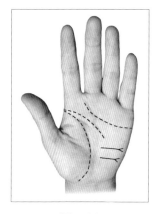
图4-26

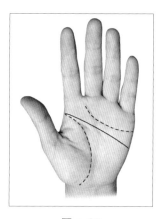
图4-27

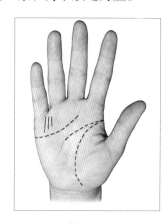
图4-28

（8）干扰线（图4-29）：就是干扰主线的横竖线。干扰线可组成各式各样的病理纹。有读者问，干扰线能否叫干扰素线？回答：不能。干扰素是当生命体受到一些病毒感染时，体内产生的一种物质以阻止或干扰病毒再次在人体内作乱感染。干扰素有抗病毒和增强免疫调节等功能。

（9）非健康线（图4-30）：就是起于掌坎宫，斜走小指下坤宫方向处的掌纹。有此线出现，提示此人不健康。

（10）胚芽纹（图4-31）：就是本能线上部靠掌

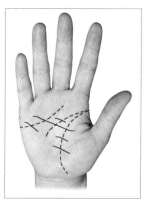
图4-29

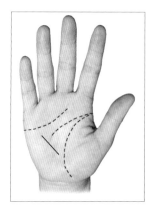
图4-30

心侧，线上有数条排列向上的露苗小线。临床反应气血双亏、血压偏低、体质差、易患感冒，脑力劳动者多见此纹。建议有胚芽纹者应注意营养，加强体育锻炼。

（11）指节横纹线（图4-32）：就是指节掌面出现数条横细线，以无名指第二节面横纹为代表，称为病纹线。此纹如同非健康线一样，代表多病、体质差、内分泌失调。

（12）通贯掌（图4-33）：就是四指掌屈褶纹、脑线合融在一起的掌纹。也称断掌、转道纹，此线与遗传有关。此线代表人的体质、智力、寿命和疾病的发展方向，且易患头痛。

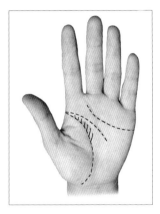 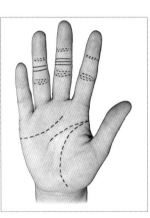 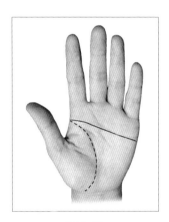

图4-31　　　　　　　　图4-32　　　　　　　　图4-33

（13）便秘线（图4-34）：就是本能线下部靠掌内处有几条流苏样支线走向月丘处。若有一条较长支线，提示长期顽固性便秘。医学家赵学敏说："凡治病，总宜使邪有出路。"习惯性便秘可导致黄褐斑、扁平疣等病。便秘是百病之源。

（14）颈椎线（图4-35）：就是中指和无名指指缝下掌面脑线上侧生有一支线走向小指根方向。有此线出现，提示患者有颈椎增生病。颈椎是人身之栋，是健康之舵。某种胃病就是颈椎有疾所为，颈椎对一个人生命健康至关

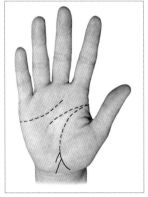 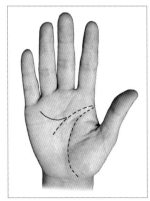

图4-34　　　　　　　　图4-35

重要。所以，医界有"病从颈生，治病从颈""颈为百病之根"之谚训。

（15）变异线（图4-36）：就是肝分线变异延长穿过三大主线走流到拇指掌面之线。此线代表疾病已在向恶变发展。

（16）指腹竖纹线（图4-37）：就是在多数十指腹上出现几条竖纹。若指腹竖纹杂乱

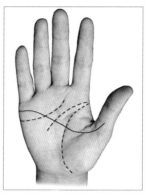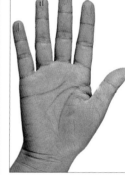

图4-36　　　　　　图4-37

而多，提示目前消化功能差、消化腺分泌失调。肝脏是人体中最大的腺体。我国成年人肝脏的重量，男性为1230~1450克，女性为1100~1300克。胰腺是人体第二大消化腺，胰位于胃的后方，其位置较深。消化液是由消化腺的腺细胞分泌的，三个主要的消化腺，如唾液腺、胰腺和肝脏所分泌的消化液，如唾液、胰液和胆汁，可通过与消化道相通的导管流进消化道内，对食物进行化学性全面消化。

（17）指腹横纹线（图4-38）：就是在双手多数指腹上出现有横纹，提示目前精神压力大，致使体质差或有睡眠障碍。

（18）打击缘线（图4-39）：打击缘线就是掌根至小指根的手掌外缘线，若此处纹线多、乱，提示近期消化功能有障碍。若此处同全手掌皱巴巴的，多提示目前精神思想压力大已造成食欲不振或腹泻或情绪紊乱。

（19）美术线（图4-40）：就是生命线末端一条先天性斜穿的线。有此线者，临床验证自幼喜欢美术，或有艺术、美术天赋，但随着年龄的增长易患腰痛。

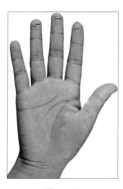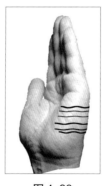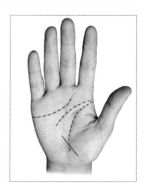

图4-38　　　　　　图4-39　　　　　　图4-40

九、望手诊病思路与技巧

1. 望手诊病顺序

学手诊者首先应从内心去关心患者，能与患者热忱交流。一看手掌形态；二看手掌气色；三摸手掌软硬及温度；四从拇指向小指方向顺序看三大主线（本能线、脑线、四指屈掌褶纹）；五看手背及指甲；最后再全面分析解释。

笔者注：看手掌时无论左右手，均以拇指侧为对应人体病理左侧，小指侧为对应人体病理右侧。

2. 观手掌病理线，提示患者查体保健

下面，笔者根据多年临床经验举例讲述，希望读者根据自己的临床经验去领会、去体会、去发展，目的是使大众手诊医学更好地为人民群众保健服务，最终在探索手诊领域里取得成效。

病例1：冯某，男，42岁。1992年8月让笔者看手诊病，手诊病理纹右手巽位（木星丘）纹杂乱（图4-41），脸形也呈上窄下宽的胆囊形，简称胆囊形脸。疑患胆结石病，建议患者要养成平时吃早饭的习惯，尽量少食花生米，多吃黑木耳。此患者为了证实笔者的说法，3日后去某医院做B超检查，未发现胆囊结石。由于患者同笔者很熟悉，还讥笑了笔者几句。从此仍然我行我素，不听笔者让其改变饮食习惯的忠告。大约在1994年国庆节期间，此患者专程拿着病历和B超图让其妻子陪同来医院门诊找笔者说，他已患了胆结石病，痛

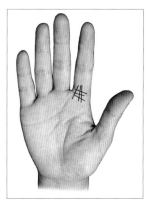

图4-41

得要命。此类病例，临床屡见。望手诊病是关心健康人，指导健康人，使他们不生病或少生病，这是观手掌诊病的"上工治未病"的灵魂所在。

病例2：杨某，女，38岁。1996年4月12日来门诊看皮肤病时笔者手诊发现，其右手木星丘（巽位）有"十"字纹，手指背关节皮肤发青黑色（图4-42）。笔者告诉她患有胆囊结石，她看着自己的手立即说："哎呀，我确实患有胆结石，做B超诊断为泥沙小颗粒状的，我母亲、我姨、我大舅均得过胆结石，都已经手术了。"笔者为她提供的健康处方是：胆结石虽有遗传倾向，但只

要平时养成吃早餐习惯，不吃或少吃花生米，多吃黑木耳，多饮水，大便畅通，胆结石一般不会形成。若胆囊疼痛隐约发作时，禁止吃酸味食物，以防酸性收敛引起胆道括约肌收缩而诱发胆囊疼痛加重而受痛苦折磨。1997年7月18日，此患者带来三四个人让我看手诊，她告诉笔者去医院查体胆囊结石已消失。笔者再看她手背色泽也正常了。

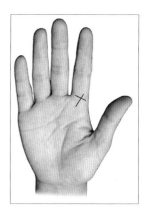

图4-42

病例3：李某，男，36岁，小车司机。1995年2月来门诊看病时手诊发现他双手生命线只走到全程一半便中断消失，并有肝分线（图4-43）。建议患者应戒烟酒，少动怒。告诉患者有肝恶变病家族史、肝病史，患者承认他家族有两人患肝硬化都50岁左右去世。患者由于工作关系，陪酒越来越多。他也采取了一些小办法，说他每次陪酒前先偷偷地喝一两袋酸奶以护胃黏膜。2000年12月此患者最终肝不敌酒，英年患上了肝硬化，并耗资两万余元治疗。急骤大量喝酒，先腐胃后烂肝。酒精在人体内又不溶解，使胃黏膜充血、水肿，乃至糜烂。若长期喝酒，酒精便可引起细胞胞浆脱水发生沉淀，酒精浓度越高，对肝肾及胃损伤越大。

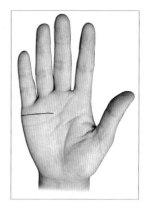

图4-43

病例4：张某，女，46岁。1999年5月手诊时发现左手掌地丘（坎宫）有主线一样粗而明显的垂直岛纹（图4-44）。凡这种岛纹，提示此人患有直肠肿瘤先兆。建议每3个月去医院检查一次。2000年8月20日，笔者再次被邀请在鸭绿江畔丹东张贵林刮痧手诊按摩学校讲课时，患者告知笔者她去医院先后检查了两次，确诊为直肠肿瘤，便立即手术了。现该患者仍在该学校上班。

病例5：患者，女，64岁，四川人。2001年3月手诊，发现十指甲甲身近甲根1/3甲面为青色，右手掌地丘有主线一样明显的垂直岛纹符号（图4-45）。问诊知她已有断续腹泻史，只要用了药，腹泻就会好一些。建议她尽快去医院查。大约一个星期后，患者之女打来电话告知笔者，说检查结果没有发现什么，医院只开了些治腹泻之类药物。笔者再次电话建议她说，再

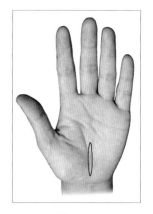

图4-44

先进的仪器，对某种病来说也代替不了医生个人的多年临床经验，不要过分迷信仪器。建议定期检查。大约10天左右，家属抱着对手诊将信将疑的态度又陪患者去一家市级医院检查，结果证实患者不幸患上了乙状结肠腺体癌。

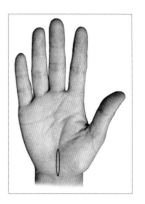

　　病例6：张某，女，39岁，高级工程师。2000年12月24日来门诊看皮肤病时手诊综合分析，提示有肝损伤史、肝硬化先兆。建议定期去医院检查。在某医学院检查化验无异常。来找笔者询问时，笔者仍让她以定期检查为好。2001年6月15日，患者亲自来门诊拿着检查结果对笔者用感谢的语气说，在第四军医大学住院20天，

图4-45

肝穿刺证明已患早期肝硬化。离开医院时，该患者对笔者说，只有强大的精神力量才是战胜疾病的一把利器。

　　中外大量的资料证明，手诊医学是中医、西医乃至心理医学的诊断范畴。根据笔者多年来研究手诊经验证实，手诊的诊断思路和医学的理论密不可分，是在医学理论框架下变化演义而来的。如怒伤肝，思伤脾，是中医的说法，当患者有意无意地使这两脏超负荷时，手掌上的纹路、气色等阳性反应物也就随之投影而出。也就是说，是脏腑疾病决定手掌符号（掌纹）在变化，而不是手掌之变化优劣主宰人体内部健康。如一个人百日爱身惜体，却也难补一时醉酒伤肝之害，手掌上就会自然而然出现肝损伤的病理纹路。读者应牢记手掌上各部位与脏腑的病理反应区域和掌握一些与中医基础理论有关的脏腑功能学说，这是熟练掌握望手诊病技术思路的关键。大家知道，是勤奋和智慧叩开了出生在奥地利一个贫苦农民家庭的孟德尔基因科学的第一道大门。所以，当读者在学习了手诊后，要尽最大的努力广泛大量看手，否则，即使你把书复制记在大脑中，也会成为无源之水、无本之木。

39

3.几种手纹线易混淆疾病的区别法

　　（1）生命线突然中断消失的家族性脑出血与肝硬化遗传倾向手诊区别（图4-46）。生命线末端分小叉

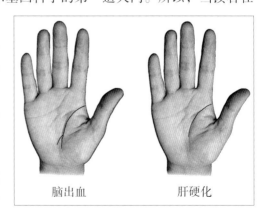

脑出血　　　　　肝硬化

图4-46

纹疑为脑出血，末端头齐不分叉疑有肝硬化倾向。

（2）颈椎病与慢性腋下淋巴结核病及乳腺增生手诊区别（图4-47）。颈椎增生是脑线只有一条支线走向坤位方向，慢性腋下淋巴结核病是有双条支线走向水星丘方向，乳腺增生是在无名指下方庭处有叶状岛纹，慢性腋下淋巴结核病是在无名指下方庭处有如图样双层叶状岛纹。

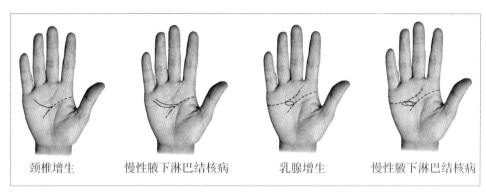

| 颈椎增生 | 慢性腋下淋巴结核病 | 乳腺增生 | 慢性腋下淋巴结核病 |

图4-47

（3）肝分线长短区别关节炎法（图4-48）。肝分线断续状或长短在无名指下为肝脏受损伤信号，肝分线延长走在中指下交感情线上，为关节炎信号。

（4）生命线下端的大分叉与便秘支线的区别。生命线末端分大叉纹，叉线同主线一样粗为关节炎信号（图4-49）。生命线末端生有细支线走流月丘方向或地丘处，为便秘信号（图4-50）。

（5）子宫肌瘤与卵巢囊肿手诊区别（图4-51）。生命线末端线上有小岛为子宫肌瘤信号。生命线末端两侧有狭长小岛或支线上有狭长小岛为卵巢囊肿信号。

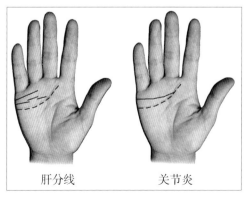
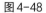
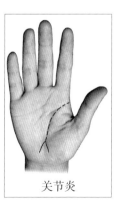
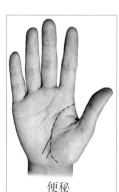

| 肝分线 | 关节炎 | 关节炎 | 便秘 |

图4-48   图4-49   图4-50

4. 举例讲解手诊判断疾病信号诊断思路与预防

（1）心肌梗死：手诊医师若临床发现某患者手纹有患胃病、关节炎、腰痛及心肌梗死先兆，应建议患者以预防心肌梗死为主：一要生活规律，情绪稳定；二要戒烟禁酒，控制血压，忌大怒大喜；三要少吃脂肪多的肉类；四要保持大便通畅，晚饭量

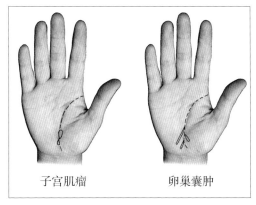

子宫肌瘤　　　卵巢囊肿

图4-51

少，多饮水；五要夜间少做剧烈运动以免兴奋致使心肌耗氧量增加诱发心肌梗死。资料报道，北京地区心肌梗死发病高峰期为每年11月份至第二年1月份与3—4月份。上海地区心肌梗死发病高峰期为每年12月份至第二年3月份。广州地区心肌梗死发病高峰期为每年10月份到第二年2月份和4月份。由以上统计数据可知，心肌梗死发作与冷空气活动有一定关系。手诊发现疾病信号和预防同样重要。心肌梗死的病理符号：一是生命线中央变细；二是感情线上有大"十"字纹；三是感情线中指下末端有岛纹做终结；四是生命线呈波浪状走行；五是十指甲面有突出的几条横纹线（图4-52）。

（2）颈椎增生：如果手掌只有明显的几条长的太阳线（图4-53），而无颈椎手纹线，这时应提示患者积极预防颈椎病发生。因为多年手诊临床经验告诉我们，这类人多为脑力劳动者或久坐俯首工作者，患颈椎病与他们的工作性质有关。

（3）乳腺增生：2004年9月20日，笔者被邀请到中国中医研究院辽宁丹东大众医学培训基地举办手诊讲师班时，现场给学员讲解一位34岁女性患者的手掌纹。当笔者提示患者目前要积极预防乳腺增生，进入50岁以后要预防心肌梗死发生时，该学校按摩教师郭大伟先生提问说："她手掌上没有乳腺增生和心肌梗死符号呀！"读者先看看该患者的右手掌纹描绘图（图4-54）。分析：右手脑线如同尺子量的一样，长而笔直，又同本能线起点交会处分开距离大，这就提示此人性子急，易动怒，又固执，爱拗劲。乳房位

41

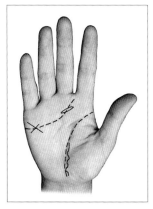

图4-52

属肝，乳腺增生多由郁怒损肝、肝郁气滞所致。当笔者进行分析时，患者抢过话头说，她前年去医院体检时有过轻微的乳腺增生，现在已好了。又说，她家族先后已有4个人患突发性心肌梗死而去世。这也是她最为担心苦恼的事。笔者对她的健康指导处方是：一要努力调整好心态，注重调养。心态，就是人们对事物的看法和态度，它是人们采取一切行动的基础。二要切忌大喜激动。人人都懂动怒对身体有害无利。大喜可以使人的交感神经兴奋引起肾上腺素分泌增多而呼吸、心跳加快，使心脏耗氧量增加，易出现心绞痛、心律不齐、心肌梗死。三要生活规律，看看有关预防心脏病方面的书刊。以上乃是防治乳腺增生和心肌梗死的上上之策。科学发展到今天，虽然医学上仍不能控制遗传，但我们可以通过手诊提示患者进行预防，这便是笔者为之投入大量的时间和心血的目的所在。读者要想在手诊医学领域里有所成就，就要通过大量看手实践，取得第一手材料，练习你的慧眼，从中找出规律，要有别人一伸出手就能一眼看穿的洞察之能力！只要读者学习后勤于临床，善于总结，一定会在这片土地上有自己的前途出路，为更多人的健康服务。有关手诊判断疾病信号诊断思路在临床课堂和实例分析图谱中还有介绍，这里暂不举例。

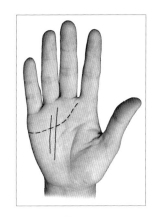

图4-53

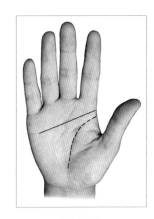

图4-54

复习思考题

1. 请讲出生命线、脑线、感情线分别在手掌上的位置，并叙述它们的起点位置和长短标准。

2. 试叙述一下便秘线和颈椎线的临床病理意义。

第五天 学会望手诊断疾病和保健防治

十、临床课堂讲解

1. 生命线上可判断的常见疾病信号

（1）五指并拢时生命线同脑线之夹角掌面脂肪凸起，巽位有小岛纹符号，手掌面色发红，白斑布满，人肥手胖，均提示此人有患脂肪肝信号（图5-1）。

健康防治方法

①合理饮食，不过饱，晚饭宜清淡。食肉类食物后不要急于饮茶水。

②多做有氧运动的散步、太极拳、广播体操。保持心情舒畅，以提高身体免疫能力。

③保持足够的睡眠。晚上睡前用热水泡足以提高睡眠质量。

④多食富含纤维蔬菜、水果，以保持大便畅通。

（2）双手生命线起点偏高，提示此人肝火旺、爱动怒，易患肝胆类疾病（图5-2）。

健康防治方法

①加强文化知识学习，提高修

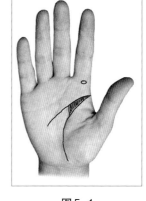

图5-1

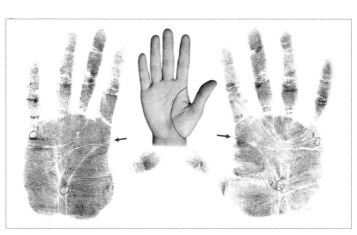

图5-2

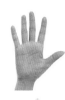

养。看一些鼓舞人们积极向上的思想健康的书籍。

②克制遇事冲动，培养冷静思考和处理问题的习惯。

（3）双手生命线起点近拇指偏低，致使酸区小，提示此人为先天性低血压，易患不育症的信号（图5-3）。

健康防治方法

①加强体育锻炼。

②尽量改变长期熬夜习惯。

③中成药防治低血压：生脉饮、补中益气丸、人参养荣丸。

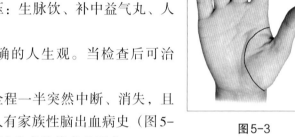

图5-3

④不育症：树立正确的人生观。当检查后可治时，应积极配合治疗。

（4）生命线只走到全程一半突然中断、消失，且末端分小叉纹，提示此人有家族性脑出血病史（图5-4）。若双手均有此纹，手诊临床价值意义更大。

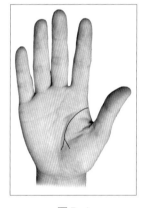

图5-4

健康防治方法

①不要过分劳累，特别是脑力劳动者。

②养成良好的心态，遇事不顺心时切忌大怒。

③坚决禁酒须知：酒精乃头脑中的炸弹。酒后勿饮浓茶醒酒。因为酒精和浓茶都有兴奋心脏的作用，两者同时进入体内对心脏及血管神经均有刺激作用。再者，酒精绝大部分在肝内转化为乙醛后再变乙酸，乙酸又分解成二氧化碳和水，经肾脏排出体外时，会使肾脏过早地受到酒精伤害。

（5）生命线只走到全程一半突然消失，末端头齐。双手均有此线，临床价值更大（图5-5），提示此人有家族性肝硬化病史。

健康防治方法

①培养豁达的心态。尽量减少情绪波动，以免怒伤肝而诱发肝硬化。

②戒烟禁酒。长期吸烟易造成肝脏供血减少而影响肝脏之营养。长期饮酒可导致酒精肝而诱发酒精性肝硬化发生。

③平时不要食盐过量。饮食多样化，少食高脂肪食物。

④尽量不要滥用药物，以免伤损肝脏。

⑤解酒方：若由于工作关系或碍于面子非得饮酒时，以尽量少喝为佳，最好点一两盘豆腐菜。有资料报道，豆腐中的半胱氨酸有解酒精毒性之作用。

⑥笔者注：生命线走到一半突然消失且末端分小叉纹，或生命线走到一半突然消失头齐。请读者一定要重视并区别记住这

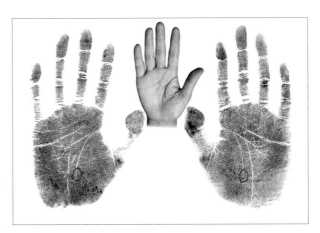

图5-5

两种大病的早期信号。这是笔者多年临床探索发现总结之结晶。如果读者为医者、手诊爱好者及跟随笔者门诊学习者，不重视，甚至看不起，我会感到"两句多年得，一吟双泪流"，若"知音不识赏，只能归卧故山丘"而遗憾痛心惋惜了。

（6）生命线中央有明显的黄豆大小的岛纹符号，多提示此人脾或中焦某脏器有患囊肿信号（图5-6）。

健康防治方法

①戒烟酒，保持情绪稳定。

②肝区、脾区有不适感时，应去医院做B超等检查防治。

（7）生命线末端有明显的大岛纹符号（图5-7）。男性提示此人随着年龄增长有患腰腿痛、前列腺疾病信号。女性提示此人有患腰腿痛和附件炎

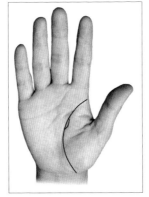

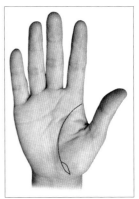

图5-6　　　　　　　图5-7

疾病信号。女性若双手掌生命线末端均有大岛纹，提示妇科恶性肿瘤先兆。

健康防治方法

①资料报道，女性吸烟者患宫颈癌比常人要高出14倍之多。

②平时仔细观察自己的手掌气色纹路变化，就会发现它如同温度计一样不断变化，提示自己是否有潜伏疾病在发展，指导自己去医院检查。须知：家庭

以人为本，人以健康为本，健康以预防为本。

（8）双手生命线中央变细弱，提示此人有患心肌梗死、乏力症信号（图5-8）。手诊医师临床若发现此类手掌纹，应建议患者积极防治保健。

健康防治方法

①早睡早起。冬季注意保暖，以免寒冷刺激心血管。

②饮水时不要太饱，以防胃胀挤压心脏。

③多食蔬菜、豆类食品，禁烟酒，饮食少盐且以清淡为佳。

④多做有氧运动，忌做无氧运动，如快速短跑、举重等剧烈运动。

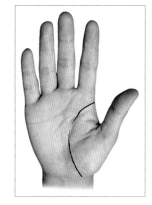

图5-8

（9）双手掌三大主线的生命线、脑线、感情线均浮浅，提示此人体质差、易感冒、消化功能差（图5-9）。

健康防治方法

①培养愉快的心情。须知：心情愉快感冒少。

②加强体育锻炼，增强体质，可坚持练习太极拳、慢跑。

③可多补充含蛋白质丰富的食物。

（10）生命线起端同脑线交会处呈菱状纹理，提示此人有尿床、遗尿史（图5-10）。

①单方：中医防治：露蜂房适量焙干研末，每日1~3次，每次2~5克，米汤冲服，连服7天。

②五苓散加味（《伤寒实践论》陈瑞春）处方：白术12克，桂枝9克，茯苓12克，猪苓10克，泽泻

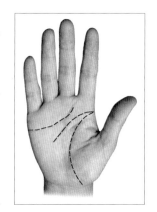

图5-9

9克。若遇儿童夜尿加石菖蒲10克，远志9克。水煎服，连服7天，每日1剂。早晚分服。若遇老年体虚夜尿者，五苓散加芡实20克，肉桂10克，益智仁10克。水煎服，连服7天。根据病情决定是否继用。

注：小儿遗尿，不能动辄补肾，因小儿为纯阳之体，妄补肾阳肾阴，于病于体无益。老年人尿多，本属肾气不足，虚不固摄。五苓散加减固涩纳肾之药同泽泻、猪苓配伍，一收一泻，相互为用，药虽平常，不补肾而肾气自纳。

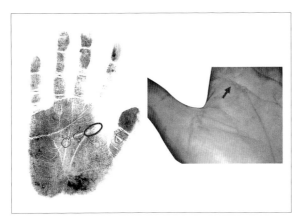
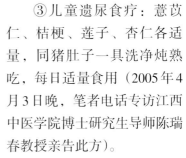

图 5-10

③儿童遗尿食疗：薏苡仁、桔梗、莲子、杏仁各适量，同猪肚子一具洗净炖熟吃，每日适量食用（2005年4月3日晚，笔者电话专访江西中医学院博士研究生导师陈瑞春教授亲告此方）。

④枸杞子15克，开水浸泡当茶饮，临睡前服用，连服1个月，主治儿童顽固性遗尿症。

⑤生酸枣仁15克，生牡蛎15克，甘草6克，水煎服。主治儿童遗尿症。

（11）生命线中央有大岛纹符号，提示此人有患胃、乳腺和肺部等恶变病发生之信号（图5-11）。

健康防治方法

①中药松花粉泡茶服，或每日3次研末冲服。每次3~9克不等。此方治肺结核病咯血、胃出血，又能润肠通便。久服抗疲劳、益气、延年、祛风湿，外用兼疗湿疹等渗液瘙痒性皮肤病。

②定期去医院检查防治。

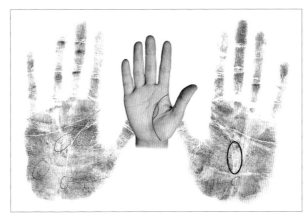

图 5-11

（12）生命线中央有较短的干扰线，提示此人正患有胃病，多为饭后干体力活所伤，或动怒、忧伤造成胃疾者（图5-12）。请读者临床观察到此病例纹时，应询问患者验证，以求提高自己手诊诊断的准确率。

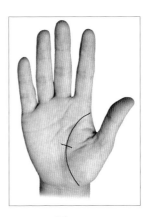

图 5-12

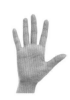

健康防治方法

①每日早餐时加4~5片生姜服用。连服3个月，效果理想，此方乃笔者临床食疗常用方。

②按时一日三餐，忌生冷，勿过饥过饱。

③调和情绪。临床发现，这种人情绪易紧张、易动怒等，只要一生气就胃痛。这是由于不良情绪引起自主神经功能紊乱，导致胃肠平滑肌和血管发生痉挛。如果情绪不调解，反复多次，可加重消化道溃疡，严重者可导致胃溃疡面出血。故建议多参加文艺活动，唱唱歌，练习太极拳、书法等，以磨炼性格，提高修养。

（13）生命线上端靠拇指内侧有长的副线，提示此人有患慢性泄泻、结肠炎信号（图5-13）。

健康防治方法

①每日沏苦丁茶喝，久之能治愈。如同小火烤红薯之理，大火心急只能外焦内生而徒劳。

②食疗：每日坚持多食羊肉食疗汤类。

③捏脊疗法对小儿脾虚泄泻和成人水性腹泻效果理想，一次即可见效。

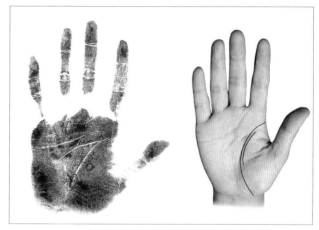

图5-13

④中医治疗（《闫云科医案》）处方：桂枝10克，白芍15克，党参10克，生姜6片，大枣5枚。水煎服，每日1剂。此方适宜于营卫不和、中气虚弱所致之泄泻。

（14）生命线末端处线上有小岛纹符号者，提示此人有患子宫肌瘤信号（图5-14）。

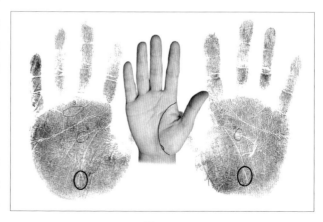

图5-14

健康防治方法

①禁止滥服雌激素类保健品。

②检查子宫肌瘤较小，无自觉症状者，不需治疗，定期去医院观察其发展情况，以便采取措施。

③发现子宫肌瘤较大时，不要恐惧，保持乐观情绪。根据医生建议是否手术。

（15）生命线末端处线上有小狭长岛纹相切而出，提示此人有患卵巢囊肿信号（图5-15）。

健康防治方法

①卵巢囊肿可因七情内伤、肝郁不舒、气机不畅、气滞血瘀凝结少腹，或挟痰湿凝集成肿块，继而脏腑失荣，病情恶化。中医治疗思路应以活血理气、软坚攻坚为治则。若内服药物效果差，应积极去医院手术治疗。

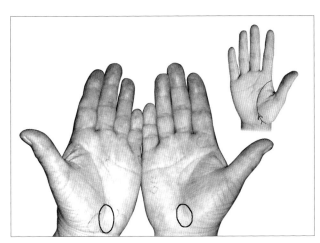

图5-15

②青蛙一只，开腹去内脏，把麝香1克投入蛙腹内，覆盖固定患者脐部。每日更换1次。

（16）生命线末端两侧生有扫把状数条支线，提示此人有患盆腔炎疾病信号（图5-16）。笔者临床先后遇到5例颜面、双臂白癜风的中年女性患者，她们在治疗白癜风无效时，找笔者治疗，询问均患有慢性盆腔炎，笔者受"白癜风有炎症型"之

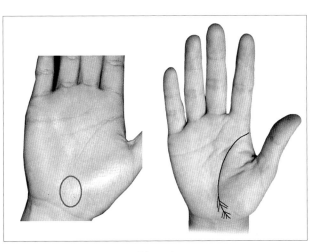

图5-16

49

理偏重治疗盆腔炎，结果盆腔炎治愈后，白癜风也慢慢而愈。故在此介绍，供读者或同道进一步临床验证。

健康防治方法

①中医治疗思路：盆腔炎是子宫、输卵管、卵巢、盆腔腹膜等女性生殖器官及其周围盆腔结缔组织炎症的统称。若手掌地丘处有似平放鸡蛋样圆形红色斑块，为急性炎症或慢性盆腔炎。中医认为，盆腔炎一是多为湿热湿毒内蕴造成；二是病久迁延，以肝气不疏致肝肾亏虚为多。无论何种病因，均以活血化瘀为治则。临床验证，不论是内服或灌肠治疗盆腔炎，都应加大中药红藤的剂量，该药对妇科炎症效果理想，特别对输卵管炎症效果尤佳。笔者临床曾用红藤30~60克。盆腔炎属妇科杂症之顽疾，且易复发。在治疗无症状后，需要在调养气血中药方剂中加薏苡仁、黄柏等清热除湿之品，以增强体质预防复发。

②健康教育：一要保持大便通畅，忌劳累；二要避免受孕，以防人工引产诱起复发；三要保持情绪平稳，加强营养；四要多食胡萝卜、香菇等。

③患盆腔炎者如果怀孕时心理压力太大，体内便会大量地释放出一种激素，从而导致自发性流产，而诱发此病发作。临床上常给压力大的孕妇注射黄体酮，有助于预防流产。

（17）生命线末端有支线走向月丘处，支线上又有小支线，提示此人有患慢性膀胱炎信号（图5-17）。

健康防治方法

①急性膀胱炎发作时，禁用膀胱镜等仪器扩张尿道检查。

②注意外阴卫生。多饮水增加尿液量。

（18）生命线末端有先天性斜的干扰线，提示此人随着年龄增长易患腰痛。笔者工作单位距西安美术学院一街之隔，临床验证发现此类人均从幼年起就喜欢美术，或美术工作者多见（图5-18）。

健康防治方法

①注意劳逸结合。

②食疗治腰痛：中药杜

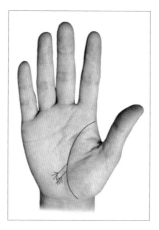
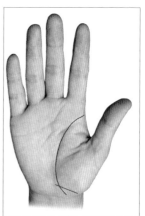

图5-17　　　　　　　　图5-18

仲50克，公猪肾2个，炖熟喝汤食肉，连服2周。

③每日保持倒退走路锻炼500米，此方法治腰疾效果理想。

（19）生命线靠末端断开有空白，提示此人有患脑中风、半身不遂之先兆（图5-19）。

健康防治方法

①避免发火动怒，保持大便通畅。

②禁烟酒，忌过分劳累熬夜。

③根据年龄划分法，在预防期间注意休息，加强营养。

④保持每天梳头1小时保健防治。梳子能刺激头部经络和内脏相对应的头表的全息穴位，要长期坚持才有效果。

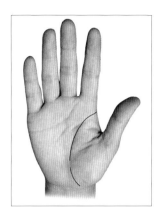

图5-19

（20）生命线末端有狭长岛纹，提示此人易患疲倦乏力症（图5-20）。

健康防治方法

①验方：黄精、巴戟天适量，每日水煎当茶饮用。有提高免疫功能、增加体重及抗乏力疲劳作用。

②枸杞子、大枣适量熬粥饮用，枸杞子有抗肿瘤、抗衰老、降血糖、降血脂及保肝、抗脂肪肝作用。枸杞子、大枣捣烂如泥食用有抗癌作用，还能提高血红蛋白，增强耐力。大枣维生素最丰富，俗称维生素C球。

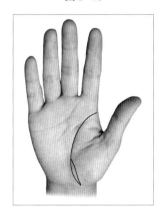

图5-20

51

（21）生命线上端处线上有"米"字纹符号，提示此人有心绞痛病史（图5-21）。

健康防治方法

①戒烟，忌饮高浓度白酒。

②尽量少做抬举重物体的动作，保持大便通畅。

③勿暴食猛饮，勿食后即刻入睡。

④适度参加文体活动。疼痛发作时不要惊慌，立即服药或停止工作。

（22）生命线末端有小方形纹扣在主线上，提示

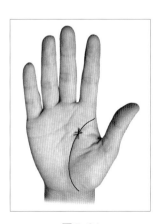

图5-21

此人有患肾病及小腹内某脏腑有囊肿信号或小腹有手术史。若妇女有此纹也可提示此人有患子宫内膜增生先兆（图5-22）。

健康防治方法

有资料报道，女性肥胖，特别是腹部腰围臀围比例大，是易于患子宫内膜癌的最大危险。故防止肥胖是预防此病之关键。

（23）生命线末端有主线一样粗的鸡蛋样明显垂直岛纹，提示此人有患大肠、直肠恶变病信号（图5-23）。

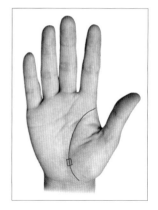

图5-22

健康防治方法

①资料报道，由于医患双方都缺乏应有的警惕，我国青年人大肠癌的误诊率高达78.5%。肠癌与超重和肥胖有关，大肠癌发病过程也是从黏膜增生，到腺瘤癌变及浸润的阶段性演变，多达十几年之久，有较明显的癌前

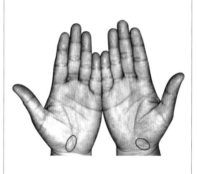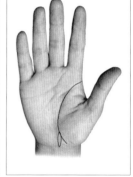

图5-23

及早期阶段病变，这就为筛查和早期诊断提供了可能性。笔者2004年手诊发现了两例肠癌病例，后均被医院证实。希望社会各界普及手诊学习，以保障自己和家人及他人的身心健康。

②发现自己或家人大便异常，应及时到医院做直肠指诊检查或结肠镜等检查。直肠指诊简易方法介绍：患者虾形侧卧，检查者戴好医用皮手套，给患者肛门口涂一些凡士林或肥皂水等润滑剂后，用食指轻入直肠内，若摸到有肿块较硬，表面光滑，或如生姜样铺路江石，或如感觉直肠狭窄，指套上沾有脓状暗色血液，应积极住院治疗。

③老年人若出现长期腹泻、便秘交替，一定要高度警惕肠癌的可能性。

（24）生命线末端靠坎宫处有明显的三角纹符号相切，提示此人有慢性疝气疾病史（图5-24）。

健康防治方法

①成人疝气者忌劳累，不要做举重等剧烈运动。

②小儿疝气者，要尽量减少哭闹，遇伤风引起咳嗽或大便干燥时应积极治疗，以防疝气加重。

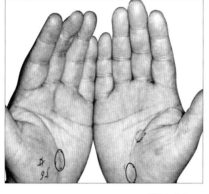
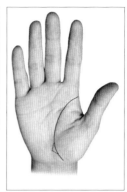

图5-24

③食疗治小儿疝气：鸭蛋1枚，小茴香适量焙干研末。油煎鸭蛋时撒小茴香面，不放其他调料和盐。每日空腹食1枚，连服10天即可。

④民间特效方：田野地里挖出黑色大袋蜘蛛几只，瓦上小火焙干研末（无瓦时新花盆可代用），淡盐水冲服，每次约3克，每日2~3次，连服至愈。此方系笔者家乡陕西扶风民间常用方。《金匮要略》曰："阴狐疝气者，偏有大小，时时上下，蜘蛛散主之。"

（25）生命线上端线上有一串小岛纹符号，提示此人从幼年就易患呼吸系统疾病、慢性支气管炎（图5-25）。

健康防治方法

①小儿咳嗽，用中药露蜂房二两，洗净烘干研末。每服二三分，米汤送下（《本草纲目简编》）。已临床多次，屡效（二两=62.5克，三分=0.9克）。

②无论儿童、成人，咳嗽发作时多饮热开水，冬季睡觉时用热水袋靠在背部，效果理想。

③避免灰尘、药粉、霉菌等通过呼吸道吸入后引起过敏反应的过敏源。

（26）生命线变宽或变细，而副线慢慢变宽，提示此人应加强体育锻炼，即使患病也会很快康复（图5-26）。

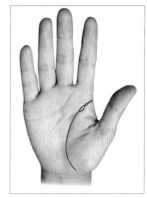

图5-25

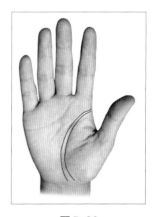

图5-26

53

健康防治方法

①要善于打扮，打扮出自己的风格个性来，努力使自己心理年轻化。

②要养成用手、用脑的习惯，要多做好事，使自己的意念能为自身分泌更多的有益于健康的物质，从而使自己健康长寿。

③调节饮食，补充蛋白质类食物，保持心理平衡。

④锻炼赛过药物，可以增强体质，应该适量运动。

（27）生命线微弱或极短，提示此人有家族遗传性肝病史（图5-27）。

健康防治方法

①戒烟禁酒，适量参加文艺活动。

②尽量避免"怒伤肝"之事。

③平时多食动物肝脏之类。

④心情舒畅，练习书法、打太极拳，以磨炼急躁性格。

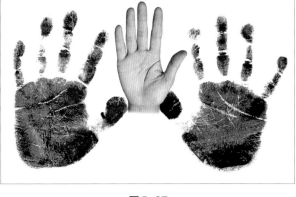

图5-27

（28）生命线起端手掌虎口处皮下，用手摸捏有潜伏的几枚小肉结，提示此人有淋巴结肿大或有结核病发生（图5-28）。

健康防治方法

①若有不明原因发热现象，应考虑某脏器患有结核，应积极去医院检查防治。

②时刻观察病情发展，配合医生治疗。

（29）生命线末端分叉而行，提示此人应积极防治关节炎（图5-29）。

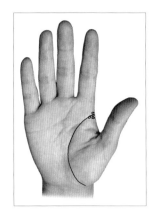

图5-28

健康防治方法

①膝关节炎食疗单方：每日食生姜5~10克，连服100天即可有效治愈。

②冬季加强膝部保暖。用艾条灸阿是穴，连灸1个月，每晚1次，每次30分钟。疼痛处即为阿是穴。

③治疗关节炎药酒方：制川乌10克，独活15克，乌梅10克，甘草6克，防

风9克，以上药物用白酒500毫升浸泡7天，每日早晚各服1小酒盅，药服完见效病愈（此方系笔者临床经验方，原载1992年第7期《致富之友》）。

（30）生命线上端有几条干扰线干扰，或生命线中央有岛纹符号者，提示此人有家族遗传性肺结核病史（图5-30）。

笔者注：基因就是决定一个生物物种的所有生命现象的最基本的因子，哪里有生命哪里就有基因。生物体的形态特征或生理特征就叫作性状。生物的性状传给后代的现象就叫作遗传。

健康防治方法

①肺结核属传染病，发病时不要对人打喷嚏。

②坚决戒烟禁酒，加强营养，生活规律，睡眠充足，保持心情愉快。

（31）生命线走在中央时向掌中明堂发展扩张，致使酸区增大，提示此人随着年龄增长易患高血压、高血脂、心脏病、糖尿病、脑卒中、胆结石、痛风及女性乳腺癌、子宫内膜癌发生率偏高（图5-31）。防止肥胖是防治以上疾病发生的捷径，而管住自己的嘴巴，多吃素，常运动，情绪平稳，才是优于单纯靠药物防治的好方法。

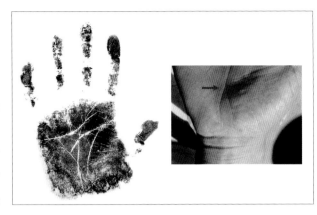

图5-29

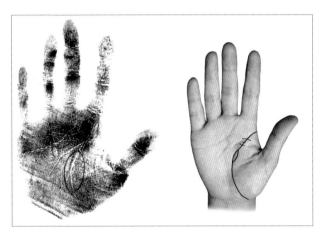

图5-30

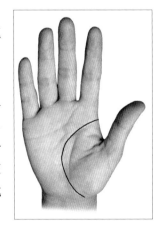

图5-31

55

健康防治方法

①药枕治疗高血压方：陈皮100克，玉米须20克，柏木锯末粉20克，丹皮100克，菊花500克，白芷100克。制法：上药研成粗粉，搅拌均匀，装入枕头布袋内，每晚枕6小时即可，3天即见效。该法无副作用，且经济，使用方便，注意白天需将药枕用塑料袋密封以防走药味。此方系作者经验方，原载1993年4月13日《老年报》。

②药茶方：决明子500克，放在铁锅内小火炒黄色后出锅待凉备用，每日适量频频沏茶饮。此茶口感好，能润肠通便，降血脂、降血压而减肥，是防止脑血栓和脑出血的简单有效良方。

③泡足降压方：食用芹菜1～2棵，明矾120克，加水煮开待温泡足，每日1次，每次30分钟即可。

④白菊花1~3朵，常泡茶喝，可降血压。菊花性凉，若有胃疾应根据病情而定饮用。

（32）生命线末端内侧金星丘或线上有小凹坑状，提示此人患有腰椎间盘突出症，儿童手掌有此样小凹坑，多提示小孩身高长得快（图5-32）。

健康防治方法

①急性发作时，应睡硬木床，同时要使用布腰围。

②骨盆牵引是此病的首选治疗方法。

③按摩。平时多做有利于腰部的活动，以增强腰背肌力量而巩固疗效。

④中药验方：槟榔6克，川厚朴6克，水煎当茶服。每日1剂，连服10天可见效。

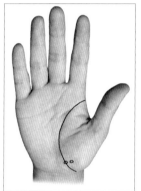

图5-32

（33）生命线靠内金星丘皮下有青黑色斑块，提示此人小腹疼痛，或妇科有包块（图5-33）。

健康防治方法

①积极去医院检查。

②中药治则思路：活血化瘀，理气化痰。

2. 脑线上可判断的常见疾病信号

（1）脑线极短，提示此人易患头痛、眩晕，在一些癫痫病人手掌上也常常可以见到此纹（图5-34）。

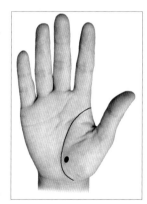

图5-33

健康防治方法

①预防食物因素诱发的头痛、偏头痛。目前研究认为，食花生米、大豆、牛羊肉、鱼虾、酒、饮料等与诱发该病有关。故患者应根据自己的饮食反应予以忌口。

②平衡心理。避免如焦虑、愤怒、敌意、抑郁、压制、竞争、疲劳以及微波、吸烟、噪声等诱发头痛发作的因素。

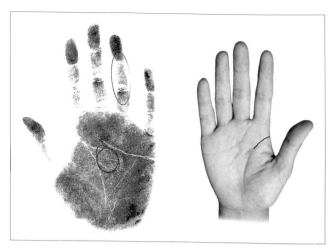

图5-34

③中成药：头痛发作时，可以服三七片5片，每日2次。主治顽固性头痛。

（2）脑线比其他两大主线变粗，且色泽发红，提示此人心理压力大，思虑过度（图5-35）。

健康防治方法

①练习放松，多读报纸、哼歌曲。

②心理压力产生时，采取逛公园、同朋友聊天、打乒乓球等娱乐方式。

③转移注意力，多去书店或浏览杂志。

④禁止饮酒吸烟。

（3）脑线平直而长，提示此人固执，易怒，易患头痛、脑血管类疾患（图5-36）。

健康防治方法

不要专靠药物和营养来形补预防，还要兼顾人为地去神补，就是抱着愉快的心情去读一些自己喜欢的古典诗词，看看优美的杂文、散文。克制自己，不要读武打小说之类，如果一旦沉迷其中，便是把心脑租赁给了作者，让武士们的刀

57

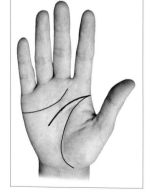

图5-35

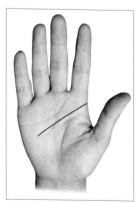

图5-36

剑乱杀乱砍你的思维能力，看到激动气怒时会影响身心健康。平时多参加一些文体活动，练练太极拳，散散步，如此坚持，可使神情飞越，心灵美化，修养提高。另外，读健康书对于年轻人可以开阔视野；对于老年人可以修身养性，健脑。在遇到

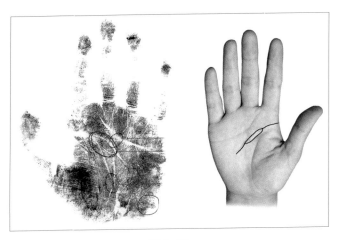

图5-37

困难时，可以得到解疑启发；在遇到大喜大怒时，可以使人头脑清醒；在遇到挫折时，可以使人有愈挫愈勇之信念；在怀才不遇时，就会认识到有才能的人在社会上，就像锥子放进袋子里，那锥尖总会露出来的道理。

（4）脑线中央有较大岛纹，提示此人已患有眩晕、梅尼埃病（图5-37）。

健康防治方法

①食疗：眩晕、耳鸣、头痛发作时，天麻12克，草鱼头1~2个，枸杞子10克，生姜适量。水煎服，每日1剂，连服7天。

②统治眩晕速效方：小柴胡汤、二陈汤、泽泻汤合用，再加天麻、钩藤、菊花。一般服5剂即可。其中，小柴胡汤旋转少阳枢机，透达郁火，升清降浊；二陈汤化痰降逆；泽泻汤涤饮利水。再加3味药柔润以息肝风。

（5）脑线中央有3~4个相连小岛纹符号，提示此人近期心脏负荷大，有患心脏病先兆（图5-38）。

健康防治方法

有资料报道，母体怀孕3个月内患流感

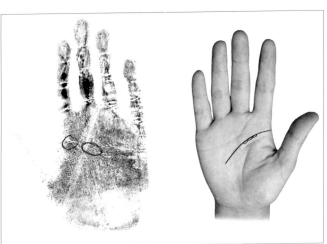

图5-38

者，易导致出生婴儿患先天性心脏病。故孕妇预防流感对优生至关重要。

（6）脑线中央有一个小岛纹符号，提示此人应积极防治近视眼等视神经障碍性疾病（图5-39）。

笔者注：一般近视眼、色盲、青光眼均有遗传倾向，凡大雨后从美丽的彩虹中看不出来赤、橙、黄、绿、青、蓝、紫

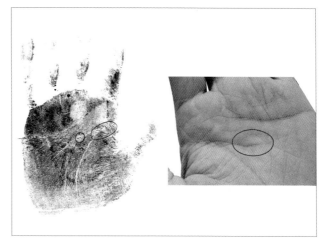

图5-39

七种颜色者，提示为色盲、色弱患者。资料报道，有青光眼家族史的人患青光眼的概率是常人的6倍。青光眼将是人类致盲的"第一杀手"。

健康防治方法

①有青光眼家族史者，要减少看电视、电脑次数，严格控制用眼时间，保证充足睡眠。

②定期检查视力，保持情绪稳定、大便通畅，患有眼疾时不要乱点眼药水，要及时就医。

③经常坚持做眼保健操。

（7）脑线中断，或中断处有副线连承，提示此人有头部受伤史引起的头痛信号（图5-40）。

健康防治方法

①用钢笔杆常按头顶百会穴、头部双耳尖处的率谷穴（图5-40）。

②常梳头或用十指代梳由前向后反复梳理按摩头部。

③少食花生米。多食核桃等含镁多的健脑食物。

④睡眠充足，心情舒畅，不要用脑过度。

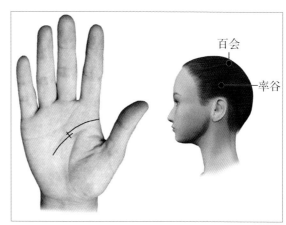

图5-40

百会

率谷

(8) 脑线末端上侧生出一条支线上行小指或无名指根方向，提示此人患有颈椎增生病（图5-41）。

健康防治方法

①自我牵引疗法：此法气贯颈椎，比医疗机械方法牵引效果理想，且随时随地可做。笔者推荐多例患者临床自我牵引，均达到预期效果。

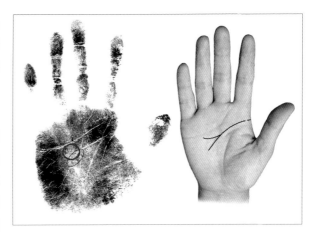

图5-41

操作方法：自然放松站立，两脚分开同肩宽，头要左右尽力分别前伸仰望，努力使颈椎得到舒展牵引。一日可做多次，每次连做10~20次即可。

②中药治疗（《伤寒实践论》，陈瑞春）。

《伤寒论》曰："项背强几几。"颈项及背部拘急牵强，活动不便。加味处方：桂枝加葛根汤：桂枝10克，白芍10克，葛根15克，赤芍15克，姜黄10克，炙甘草6克，生姜3片，大枣3枚。水煎服，每日1剂，根据病情连服10~20剂即可。

(9) 脑线上侧颈椎增生病理线纹若有平行两条者，提示此人患有习惯性淋巴结炎或淋巴结核病（图5-42）。

笔者注：淋巴结是人体被疾病侵犯时报警的"烽火台"，人体有成百上千个淋巴结。

健康防治方法

①中医治疗淋巴结炎、淋巴结核合并感染治则：初期疏肝养血，解郁化痰；中期需托毒透脓；后期滋阴养血，益气和荣。内服中药处方：初期逍遥散合二陈汤加味；中期逍遥散合五味消毒饮加味；后期宜香贝养荣汤加味。逍遥散（《和剂局方》）：柴胡、当归、白术、白茯苓各30克，白芍、炙甘草各15克，薄荷3克，生姜3片，水煎服。二陈汤（《和剂局方》）：制半夏9克，陈皮6克，茯苓15克，炙甘草4.5克，生姜5片，乌梅1枚，水煎服。五味消毒饮（《医宗金鉴》）：金银

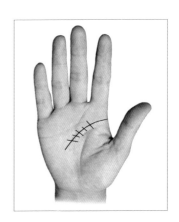

图5-42

花15克，菊花15克，蒲公英15克，紫背天葵6克，紫花地丁15克，水煎服。

香贝养荣汤（《医宗金鉴》）：香附10克，贝母12克，党参15克，茯苓9克，陈皮9克，熟地6克，川芎10克，当归12克，白芍10克，白术12克，桔梗12克，甘草9克，生姜3片，大枣3枚，水煎服。

②中成药治疗：内消瘰疬丸。

③预防与调摄：情绪稳定，适度休息。忌酒及辛辣刺激性食物。加强营养，忌劳累。

（10）脑线上有干扰线，提示此人易患头痛（图5-43）。

健康防治方法

①戒烟禁酒，避免伤风感冒。

②针灸治疗：拇指指根附近的列缺穴、合谷穴。

③冷敷疗法：头痛发作时，可用冷水泡毛巾后拧干敷额头部位。

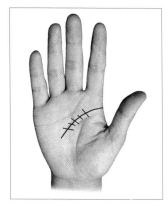

④中医治疗血虚头痛、眩晕。方用八珍汤：当归12克，党参12克，白芍9克，炒白术9克，川芎6克，熟地9克，茯苓9克，炙甘草6克。用法：加生姜3片，大枣3枚，水煎服。

图5-43

（11）脑线分叉纹，提示此人易患头痛（图5-44）。

健康防治方法

①中医《辨证录》治头痛：一者头痛如破，来回游走无定处。方用救破汤：川芎50克，细辛5克，白芷10克，水煎服。一剂而痛止，不必再剂也。二者遇寒而头痛者，昼夜不得休息，昏闷之极，恶风恶寒，不喜饮食。方用升清固外

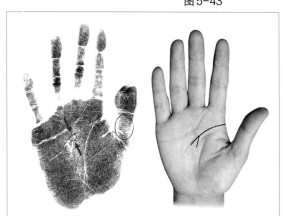

图5-44

汤：黄芪15克，党参15克，白术15克，当归6克，白芍15克，柴胡3克，陈皮6克，蔓荆子3克，川芎3克，天花粉3克，炙甘草3克。水煎服，每日1剂。

②推拿或刮痧风池穴、百会穴10分钟左右治头痛，效果理想。

（12）脑线上有"十""米"字纹，或脑线过长走到月丘，线上又有干扰线，提示此人易患顽固性头痛（图5-45）。

健康防治方法

①治疗忽犯忽好、痛如针刺的顽固性头痛处方（血府逐瘀汤）：当归9克，桃仁12克，生地9克，川芎5克，赤芍6克，牛膝9克，红花10克，桔梗5克，柴胡3克，枳壳6克，甘草3克，水煎服。颜德馨教授用此方倍量加川芎治疗顽固性、血管性、神经性头痛。

②民间方治青年女性头痛：头痛发作时，常规消毒，用消毒后的三棱针或一次性注射器针头，在耳背静脉处放血1～2滴，止头痛有立竿见影之效。

③反复按压或刮痧五指掌骨侧全息穴（见图1-29），治疗头痛效果好。

④验方：川芎5克，茶叶10克，水煎当茶服，连服10日。

⑤2014年4月18日下午，新疆伊犁市康复理疗师罗兰女士跟随笔者在西安藻露堂中医医院门诊学习手诊、面诊时提问说，对三叉神经痛、偏头痛、口舌干燥、大便干燥者，用西药不效者，或用针灸、拔罐不效者，临床上中医用什么方法最理想？答：应用中药：酒大黄、元参、菊花，同经方芍药甘草汤（芍药、甘草），升麻葛根汤（升麻、葛根、芍药、炙甘草）及玉女煎（生地、石膏、麦门冬、知母、牛膝）三方合用治之可愈。因为用针灸拔火罐和疏风散寒之药，如同拿着火炬去灭火一样。其道理是头面颌位疼痛，病变位于手足阳明经脉循行之区内。但要在中医师指导下应用。

（13）脑线较生命线、感情线浅，或呈断续状，提示此人患有低血压、脑供血不足、眩晕（图5-46）。

健康防治方法

①自我按摩治眩晕：自然站立或坐卧均可。双手食指尖按压双耳前沟端眩晕穴10～20分钟，每日2～4次（图5-46）。

②自我艾条灸治眩晕：用艾条点燃灸下肢阳陵泉穴10~30分钟，每日1～2次

图5-45

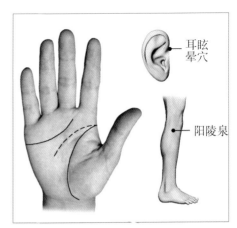

图5-46

（图5-46）。

（14）脑线附着本能线而行，提示此人易患胃疾、头痛（图5-47）。

健康防治方法

①保护脾胃优于治疗。饮食忌过饥过饱，忌生冷，宜定时。

②头痛多种多样，治疗也比较复杂。若头痛伴有血压升高、搏动性钝痛、眩晕，应高度警惕脑出血发生，应及时去医院检查治疗，以免误病。若头痛伴有呕吐、咳嗽、转头或用力时加重，或双目紧闭，用双手食指、中指指腹按压眼部，压时头痛加重，脑瘤引起头痛可能性大，应及时去医院检查治疗。

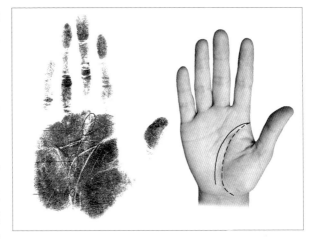

图5-47

（15）脑线起端同本能线分开距离大（图5-48），提示此人情绪易波动，性子急。女性常常受白带过多之困扰，男性阴囊易潮湿。这种人无论男女，舌根位置的舌苔常发黄厚腻。

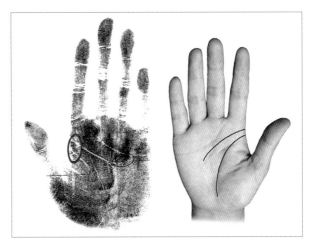

图5-48

健康防治方法

①改变环境，调节情绪，消除不良情绪。

②中成药：龙胆泻肝丸可治阴囊潮湿、白带过多，见效快。

（16）脑线起端巽位（木星丘）若高凸巨大惹人注目，提示此人有脑出血先兆（图5-49）。

63

健康防治方法

①询问此人童年时期是否有顽固性、复发性鼻出血史，若有，建议步入40岁以后应坚决禁酒，勿发怒，勿长时间熬夜、劳累，以免诱发脑出血发生。

②多食大豆食品，如豆浆、豆腐之类等。

③若出现饮酒和不良情绪引起突然双眼偏盲、眼眉骨痛、头痛，建议及时去医院CT检查确诊医治。请读者千万记住，这是笔者临床经验之谈。

④排除恶劣的情绪刺激，心胸豁达，保持乐观。

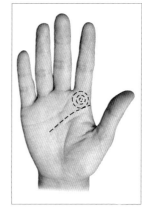

图5-49

3. 感情线上可判断的常见疾病信号

（1）感情线起端光滑，打击缘处又有明显的小岛纹做起点，提示此人易患先天性不育症（图5-50）。

健康防治方法

①死精、精子活力下降、精子数量少、精液黏稠和不液化等均可影响生育。

②房事过频也可使精子质量下降导致不育。

③男女双方多读一些有关优生优育方面的科普书刊，对其有帮助。

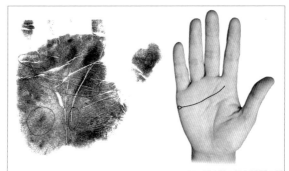

图5-50

④中药治疗：淫羊藿100克，枸杞子50克，菟丝子100克，生麦芽80克，肉苁蓉90克，仙茅60克。按上药比例共研细末拌匀，做成水丸，每日3次内服，每次9克。连服3个月可望治愈。

（2）感情线起端两侧无生殖线，提示男性精子成活率低下、无精；女性宫寒引起不孕症（图5-51）。

健康防治方法

①医学检查有生育希望时，积极配合治疗。

②优生是人口自然输入社会的关卡，故酒后同房，易使胎儿畸形，此乃生育之大忌。

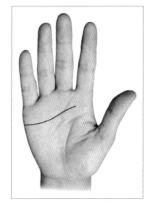

图5-51

③宜在受孕排卵前一段时间内暂停同房，目的是使高质量的精子参加竞争，选优命中。

（3）感情线紊乱，提示此人自幼呼吸道功能差（图5-52）。

健康防治方法

①适量参加体育锻炼，以增强体质。

②咳嗽时，放声朗诵书报，或中音唱歌喊曲调，此方法缓解喉痛、咳嗽极妙。

（4）感情线起端分大叉纹，或有中断之迹，均提示此人幼年患有肺疾、发热等危及生命的病史（图5-53）。此类人临床发现多体质差。

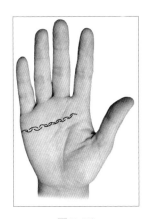

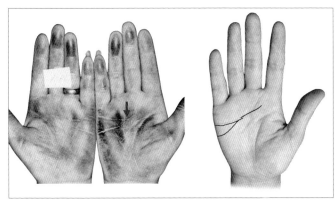

图5-52   图5-53

65

健康防治方法

①积极参与文艺体育活动。

②调配饮食，加强营养。

③丰富文化生活，广交朋友，胸襟开阔。

（5）小指下感情线上有明显的小岛纹或有长岛纹符号，提示此人有耳鸣、中耳炎史（图5-54）。

健康防治方法

①单方：黄精15克，水煎代茶饮。可对药物引起的耳聋、耳鸣有一定疗效。黄精并有乌发、降血压、降血糖的功能，故对糖尿病和心血管疾病有一定的实用药用价值。

②中药治耳聋方：菊花12克，磁石12克，百合12克，荷叶12克，骨碎补12克，黑豆15克，紫草根9克，石菖蒲9克，路路通9克，黄牛角粗粉9克，甘草6克。水煎服，每日1剂。

③耳聋食疗方：瘦猪肉丝500克，豆腐干250克，石菖蒲200克。以上物品炖在锅内，食肉、豆腐，再饮汤，每次适量，连服4剂即可。

（6）感情线直走入食、中两指指缝内，提示此人长期消化功能差（图5-55）。

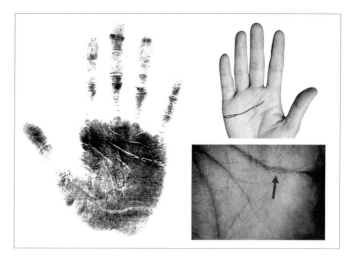

图5-54

健康防治方法

①吃饭应细嚼慢咽。

②常服中成药鸡内金片或山楂片。

③按摩：自我用拳头背或刮痧板，按摩点压双下肢足三里穴（图5-55）100次。每日2~3次，以临睡前按摩效果理想。

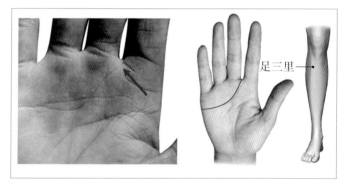

图5-55

（7）感情线末端分叉，且食指、中指指缝掌面处有明显的支叉纹，提示此人患有慢性咽喉性疾病（图5-56）。

健康防治方法

①勿吸烟喝酒，少吃刺激性食物。

②预防感冒，尽量避免咽喉、鼻部急性炎症发作。

③伤湿止痛风湿膏治咽喉病简易方法：慢性咽喉炎症急性发作时，可用风湿膏药外贴脖子天突穴处。每2天更换1次。

④喉痛时饮萝卜汁小半碗，止痛效果佳。

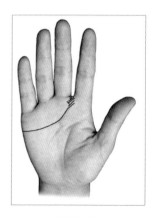

图5-56

（8）感情线末端上侧食指、中指指缝掌面处有方形纹符号，提示此人已患慢性鼻炎（图5-57）。

健康防治方法

①用双手拇指指背上下按摩鼻子双侧的迎香穴。每日2~3次，每次10~20分钟。

②中药苍耳子15克，捣烂投入小铝锅中，加入香油50克，小火煮开，捞取苍耳子，待冷装瓶备用，每日2~3次滴鼻内。连用20天，此方法简单，效果理想。

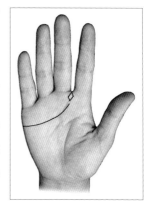

图5-57

（9）感情线末端分叉纹线，叉纹又被数条细线干扰，提示此人已患有肺气肿（图5-58）。

健康防治方法

①食疗治疗气管炎方：野兔肉1000克，大鲤鱼肉1000克，放好调料炖熟后趁热食用。放凉后食时再加热。

②饮食清淡，常吃高蛋白食物以增加抗病能力。

③戒烟禁酒。活动身体发热后不要急于饮冷水、吃凉水果。

④中药治疗：小青龙汤《伤寒论》加味治疗：麻黄6克，白芍9克，细辛3克，干姜6克，桂枝6克，半夏9克，五味子9克，炙甘草4克。水煎服，每日早晚分服。现代多用于慢性气管炎急性发作、支气管哮喘、老年性肺气肿等。

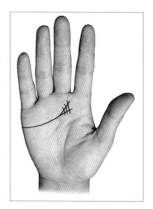

图5-58

（10）感情线上有明显的数条干扰线，提示此人患有严重的肺疾，建议定期去医院进行防癌普查（图5-59）。

健康防治方法

①若伴有刺激性咳嗽兼咯血者，应立即去医院检查预防癌症发生。

②若发笑时随即伴发咳嗽，去医院检查后按支气管炎治疗，用抗生素或口服消炎药稍可缓解，这时千万不可大意。要相信权威、相信仪器，但又不能迷信权威、迷信仪器，因为仪器只能发现已有的东

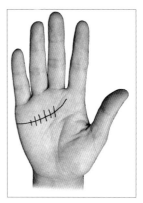

图5-59

西。笔者原工作医院和某省肿瘤医院仅一墙之隔，该院的一些肺癌患者往往都具有上述症状。

（11）中指下感情线上被明显的方形纹扣住，提示此人有家族性食管癌病史（图5-60）。若方形纹前面又有小竖干扰线干扰感情线，此位又为青色，应建议此人及时去医院检查。

健康防治方法

①戒烟酒。吃硬食物时要细嚼慢咽，不吃太烫的食物，以免损伤食道。

②在食道癌高发地区和遗传家族中的人，40岁之后最好每年去医院普查一次。

③老萝卜头、茴香根各适量。两者煎汤内服，治食管癌有效。

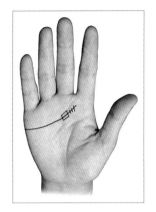

图5-60

④民间方：新鲜鸡蛋两枚，针扎几十个小孔，与适量核桃枝或核桃叶水煎后，吃蛋并频频饮汤。此方治食管癌有效。

（12）中指下感情线上小方形纹符号扣住本线，提示此人患有胃溃疡疾患（图5-61）。

健康防治方法

①戒烟禁酒。戒烟秘方：白酒500毫升，捉活黄鳝2～3条泡入，四五天后早晚各服两三盅，连服5~7天即可。

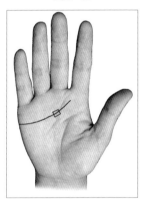

图5-61

②食疗：生姜250克，切碎，投入一具洗净的猪肚内，用小火在锅内炖熟，吃肚喝汤。连服4～5个，每日吃一猪肚，效果显著。

（13）感情线末端有如图样小方形纹做终结，或此位有明显的杂乱纹，提示此人慢性鼻炎或慢性咽喉炎（图5-62）。

笔者注：《黄帝内经》说："精神很苦恼的人，病多发生在咽喉部，宜用药物治疗。志松，有效。"手诊临床发现，夫妻双方有矛盾或分居的女性多见此病。

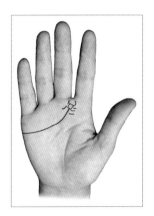

图5-62

健康防治方法

老子说，用婴儿啼哭为例来说明人们的养生之法。婴儿为什么整天啼哭而声音不嘶哑呢？这是婴儿的哭啼是无心无意地作声，不抱有怨气悲伤等思想及和气没有离散的缘故。故养生的关键是保持和气不散。

（14）感情线末端处有明显的小岛纹，或无名指下线上有大叉线纹，提示此人有患心脏病信号，应积极预防心肌梗死（图5-63）。

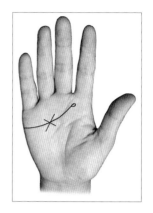

图5-63

健康防治方法

①忌长期熬夜，因劳累而诱发心脏病。

②忌大怒大喜。大怒就会破坏体内阴气，大喜则挫伤阳气。中医理论就有"怒伤肝，喜伤心"之说。

③防止肥胖。肥胖能够引起左心房扩大，心跳加速，能导致心房纤颤的危险。同时，心房纤颤引起心律不齐还能导致脑卒中（脑出血），严重时可引起死亡。

（15）感情线走到无名指下下垂，致使碱区增大，提示此人有患低血压、胃下垂信号（图5-64）。

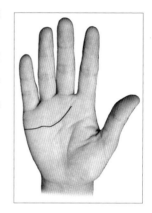

图5-64

健康防治方法

①饭后宜平卧30分钟，忌做跳跃运动。

②食物多样化，以增加腹部脂肪积累而使胃体上托。

③自我按摩治疗低血压。笔者经验是：每晚睡前用如火柴头样平面梳齿的健脑梳拍打足三里穴100次，拍打足底涌泉穴等全脚掌100次，以全脚掌发热为度。

（16）感情线末端巽位有"十""米""田""井"字等杂乱符号或巽位皮厚发亮，提示此人患有胆结石疾病或胆囊已经切除（图5-65）。资料报道，胆结石病女性发病比男性高2~4倍。

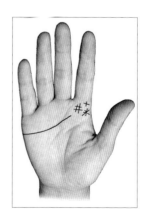

图5-65

健康防治方法

①多运动，大便一定要通畅。

②饮食多样化，心情舒畅。

69

③少吃高脂肪、高糖类食物，少吃零食，防止肥胖。

④一定要养成吃早餐的习惯。

（17）无名指下感情线与脑线之方庭处有相切的岛纹符号，或脑线平直而长的女性，均提示有患乳腺增生疾病信号（图5-66）。

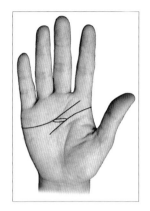

图5-66

健康防治方法

①处事力求不动怒、不生气，得饶人处且饶人。

②素菜多于荤菜，鱼多于肉。多食海带、山慈姑等能消化痰核之食品。

③乳房小叶增生中医治则：疏肝理气，软坚散结。治疗不能求速效，而应令其渐消渐散，服药当持之以恒，必待乳核消散之后才可停药。《伤寒论》用四逆散加味：柴胡6克，白芍15克，枳壳10克，炙甘草6克，猫爪草15克，郁金10克，橘核30克（捣碎），酸枣仁15克，浙贝母10克（研末冲服），每日1剂，水煎分2次内服。

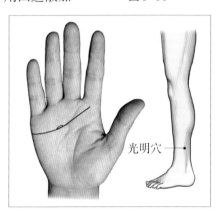

光明穴

图5-67

（18）无名指下感情线上生有小岛纹符号，提示此人患有视神经障碍，近视眼患者多见（图5-67）。

健康防治方法

①多看绿色植物，坚持做眼保健操。

②看书40分钟左右时休息一会儿，揉揉眼。

③每晚睡前用刮痧板或用手多次按摩双下肢的光明穴（图5-67）。

（19）感情线在无名指下一分为二，分叉而行，提示此人进入50岁之后应积极防治心脏病（图5-68）。

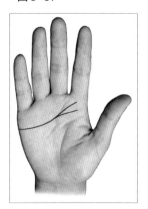

图5-68

健康防治方法

①戒烟禁酒。法国耶安尼古特发现烟叶有止痛作用，将烟叶的成分命名为"尼古丁"。而尼古丁能使心跳加速，血压升高，促使动脉粥样硬化，而这种情况是导致心脏病的因素之一。据统计，全世界每年因吸烟得

病致死人数达300万，平均每13秒即有一个人死于吸烟。

②定期去医院检查。克制自己，遇事不大怒大喜。

（20）感情线末端延长弯行到脑线起端处，提示此人有患失眠、神经衰弱信号（图5-69）。

①每晚睡前以能忍受为度的半盆热水泡足30分钟。

②睡前用刮痧板或用手搓拍打双脚底的涌泉穴及脚心处，以双足发热为度。每次搓压半小时。古人曰：人老足先衰，树老根先枯。脚是人的第二个心脏，故常搓足底有保健心肾、预防感冒和增强睡眠之作用，但贵在坚持。

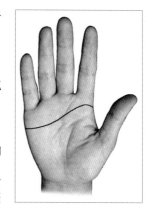

图5-69

4. 玉柱线（命运线）上可判断的常见疾病信号

（1）玉柱线起端地丘处有小竖形岛纹符号，提示此人有患痔疮信号（图5-70）。

健康防治方法

①中药外治：五倍子30克，芡实10克，石榴皮10克，芒硝60克。水煎，先熏后洗，每晚1次。此方治外痔效果理想。

②食疗：田螺不拘多少，炖熟吃，每日1~2次，连吃两周。

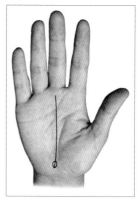

图5-70

（2）玉柱线低矮或玉柱线起端呈鱼刺状纹，提示此人体质差，易便秘（图5-71）。

健康防治方法

①大便干燥型便秘中医治疗：当归30克，玄参30克，肉苁蓉30克，大黄10克，芒硝10克，1剂水煎服。燥便解除后，再用当归15克，白芍15克，生地24克，山药12克，山茱萸12克，丹皮10克，茯苓10克，连服10剂，水煎服以治本（《闫云科医案》山西忻州地区中医院名老中医）。

②顽固性痰秘者（不爽而难下）中成药治疗：礞石

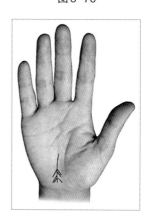

图5-71

滚痰丸。

③食疗：多食菠菜、香蕉、苹果等富含粗纤维食物，每天清晨洗漱完毕饮1~2杯温开水。

④避免久坐，适当做腹部运动。养成规律性排便习惯。多游泳，常做肛门收缩运动。

（3）玉柱线走到明堂处，顶端有竖长岛纹符号同本线呈羽毛球拍样，提示此人有患胃下垂倾向（图5-72）。

健康防治方法

①食疗：猪肚一具洗净，塞入生黄芪100~150克，扎住猪肚封口，放砂锅内炖熟，喝汤食猪肚。每2日1次，至病愈。

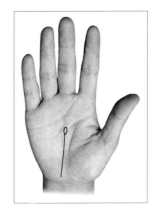

图5-72

②做功疗法：自然站立，两脚分开与肩宽，两臂自然下垂，双手心向上慢慢托起高过头部，双脚跟也随之踮起，双脚尖着地自然吸气，再慢慢下落恢复预备式。如此每次反复连做10次。每日3~5次。经笔者临床验证多例，此方法不但对胃下垂有良效，同时对预防便秘、治愈痔疮也是好方法，值得推广。

（4）玉柱线走到离位处分三叉而行，提示此人易患肺心病（图5-73）。

健康防治方法

①不要一次性大量饮水，因饮水太饱可使膈肌向上，加速心脏运动量。

②戒烟。饮活鸡血，7天1次，每次2~3口。再每日服用小苏打半勺，温开水送下。

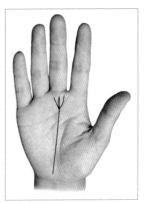

图5-73

（5）玉柱线起端地丘坎宫处有小凹坑或有明显的"米"字纹，提示此人已患有肾结石疾病信号（图5-74）。

健康防治方法

①尽量少饮用高硬度的水，多饮纯净水、磁化水。

②尽量少吃含草酸丰富的菠菜、草莓、芹菜等。当您购来一件心爱的衣服为水洗后褪色苦恼时，您可用菠菜一把水煮后捞出，待菠菜水放温再投入洗衣

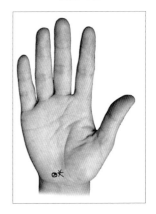

图5-74

粉洗衣物，菠菜水里的草酸就不会让衣服颜色褪掉了。请读者一试!

（6）玉柱线起端分叉呈"人"字形，提示此人善于管理自己（图5-75）。

笔者注：临床发现，这种人注重老子的"身重于物"的哲学思想。就是关心爱惜自己的身体健康，深深懂得健康高于一切，不会为了钱财而劳命损身。只有爱惜自己身心健康的人，才能爱护体贴他人的生命和疾苦。

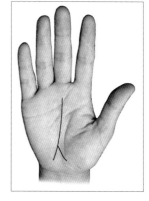

图5-75

5. 太阳线上可判断的常见疾病信号

（1）太阳线同干扰线呈大"十""米"字纹，提示此人有患脑卒中的先兆（图5-76）。若兼见脑线末端有小岛纹干扰线，生命线又有脑出血信号分叉纹，临床价值更大。

健康防治方法

①每晚睡前用艾条灸双侧足三里穴30分钟。无条件时也可用拳头背拍打足三里穴100次左右。贵在坚持。

②营养学家建议，一日若能吃两个西红柿，也是防治脑血管疾病的特效方法。

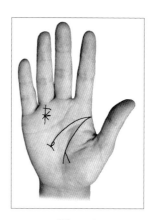

图5-76

③资料报道，脑卒中有男性多在晚秋发病、女性多在早春发病的规律。脑卒中（脑出血）发病多在夜间，故建议有此信号的患者最好每晚睡前喝杯热开水以稀释血液来预防。又据报道，脑出血男性上午至中午发病率达79%，所以，降血压、抗血栓形成药物在起床后服用较好。

④适量多吃一些鱼、蛋、豆制品等高蛋白食物或多吃一些硬壳坚果等含镁食物，比单纯提倡低脂饮食预防脑出血更重要。

（2）有几条极短的太阳线，提示此人血压偏低（图5-77）。

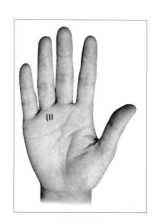

图5-77

73

健康防治方法

①中药治疗低血压：补中益气汤（《脾胃论》）：生黄芪24克，党参15克，白术12克，当归9克，柴胡6克，升麻6克，陈皮9克，炙甘草6克，水煎服。

笔者注：著名中医药学家邓铁涛说："我治疗低血压症，喜用补中益气汤，方中黄芪的剂量不超过15克。"

②食疗：狗肉、羊肉、公鸡肉适量。加黄芪10克，大枣6枚，炖汤食用。

（3）太阳线上有小岛纹，提示此人有患近视眼信号（图5-78）。

健康防治方法

①笔者经验：在办公室或在家中面对墙壁打乒乓球。每日2~3次，每次20分钟左右。

②避免在暗光下看书，长时间看书。

（4）太阳线同干扰线呈"井"字纹，提示此人血压偏低，或患有低血压（图5-79）。

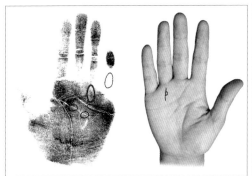 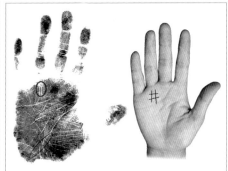

图5-78　　　　　　　　　　　　　　　　图5-79

健康防治方法

①食疗：鲤鱼一条（500克左右），糯米50克，黄精30克，炖汤食用。

②经验方：炙黄芪10克，当归10克，炙升麻9克，党参12克，水煎服，每日1剂。

（5）有标准长的一条或几条太阳线，提示此人应积极防治颈椎增生病（图5-80）。

健康防治方法

中医治疗颈椎僵痛综合征。处方：生黄芪30克，炒白芍30克，威灵仙20

克，丹参15克，当归15克，生地15克，桃仁15克，葛根15克，川芎12克，红花10克，香附10克，地龙10克，土鳖虫10克，甘草6克。水煎服，一般3剂疼痛明显缓解。

（6）太阳线被干扰线干扰成"丰"字纹符号，提示此人患有慢性气管炎（图5-81）。

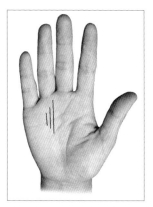 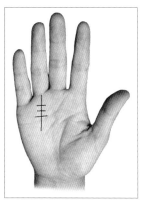

图5-80　　　　　　　图5-81

健康防治方法

①食疗治咳嗽方法：新鲜鸡蛋几枚，取蛋清搅均匀加入白糖，用筷子上下搅拌至起泡沫为度，每隔30分钟内服一勺，咽喉疼痛伴咳嗽者每半小时口服2次。笔者取蛋清经验是：将鸡蛋打破在碗内，用干净矿泉水塑料瓶口对住鸡蛋黄，用手一捏瓶身放松，蛋黄就会被吸入瓶内留下蛋清。

②食疗：百合50克，冰糖15克。水煎或早晚蒸服，连服至愈。

③民间方治无痰干咳。生姜片适量在锅内用小火烧灰冒青烟时取出待凉备用。每晚睡前咳嗽时用温开水冲服2克，即可止咳。

6. 非健康线可判断的常见疾病信号

（1）非健康线上有岛纹符号，提示此人有患肝囊肿信号（图5-82）。

健康防治方法

中医治疗：桂枝茯苓丸（《金匮要略》），加减方：桂枝10克，郁金10克，金铃子10克，皂角刺10克，大腹皮10克，茯苓15克，桃仁15克，丹皮15克，赤芍15克，甘草4克。

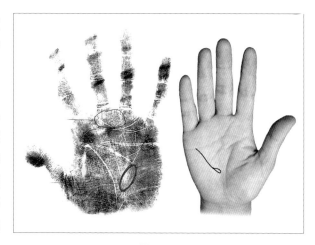

图5-82

75

水煎服。加减法：胁肋胀满者：加柴胡、香附各10克。肝区疼痛者：加延胡索10克，白芍15克。肝囊肿偏大或肝脏肿大，或扪及无痛性包块者：加浙贝母、莪术各10克。腹腔疼痛者：加木香、荔枝核各10克。水煎服。每日1剂，28天为1疗程。

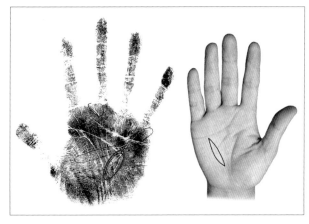

图5-83

（2）非健康线上出现较大岛纹，提示此人有患肝损伤、乳腺增生信号（图5-83）。

健康防治方法

①怒伤肝。乳位属肝。保持平和的心态，尽量控制自己的情绪不受外界强烈刺激。要明白，人本身就在矛盾中生活着、生存着、努力前进着。

②一位中年女性手诊学员对笔者说，她患乳腺增生，都是公公婆婆、丈夫给气的。她说："我家的公公婆婆就是偏向大儿子，爱护小儿子，我丈夫是老二，真是应验了'偏大的，爱小的，中间夹个受气的'。"我让她举例说明后，对她解释说，手心手背都是肉，这话没有说服力。其实老大老小都是农民，经济条件差。老二有车有企业，经济状况又好。你丈夫给父母的零花钱，或给父母买的食品，父母几乎把一半都花在老大和老小的孩子身上。你为这件事生气动怒患乳腺增生，说明你度量小，私心重。想想看，假如你的左手拇指受伤用纱布包扎的情况下，你干活是不是要有意识地去袒护它，假如你右手无名指先天性发育不健壮时，你干活时是不是其他手指要给无名指提意见哩！一娘所生，父母当平等待之，这是未成年人要求平等来获得的心理平衡。父母给你分多少家产，是否与其他兄弟姐妹一样，那是老人权衡决策之事，如果父母给你东西比其他人少一些，说明你的经济状况好。一个人若能处理好与父母、兄弟姐妹之间的关系，那么，他也能处理好与同事、朋友的关系，也会在社会上取得成功。

（3）一手掌非健康线上有大岛纹符号，或者非健康线上有大"米"字纹，提示此人有患乳腺恶变病先兆（图5-84）。

健康防治方法

发现患有早期乳腺癌后，应积极手术治疗。动乱的苗头刚刚出现时是脆弱的，容易消灭它。这便是治小防微之道理。不要抱有侥幸心理而"养虎为大患"，悔之晚矣！这是笔者见到有乳腺癌患者怕花钱想保守治疗，结果花了大钱又误了病之感想。

（4）非健康线同变异的肝分线融合在一起，提示此人有患肝恶变病倾向（图5-85）。

健康防治方法

随时观察自身病情变化，定期去医院检查。

（5）非健康线变粗，同第一火星平原丘的横卧凹沟呈倒"八"字纹，提示此人已有患萎缩性胃炎信号（图5-86）。

健康防治方法

①戒烟。世界上揭示烟草致癌的第一人——吕富华，著名药理学家，山东龙口人，1932年毕业于上海国立大学医学院，1933年赴德国佛莱堡大学留学期间对烟草致癌进行研究。1934年他发表了《烟草含有致癌物质》的论文，并发表在德国的《福朗临床病理学》杂志上。他将家兔分成两组，每天给两耳涂不同量的焦油。120天后，发现兔子左耳在21~32天发生癌变，右耳在148~182天有3/4发生了癌变。所以吸烟对体内溃疡病来说，危害更大。

②健康在于运动。笔者父亲生前信奉道教几十年，他虽然不识几个字，但能把一些经文背得开口即来，"积善成福，积恶成祸""我命在我不在天"等，讲起古典故事来的确能"著作"等身。他用中医一些点穴、气功、按摩、单方、食疗免费给乡里群众治病几十年。笔者幼年时就常常听他鼓励患者要多运动，说："睡好的眼疾，走好的病。水流百步能自净。"笔者印象最深的是他常讲狼和羊、兔子的故事。其大意是：北山来了猎人，见狼追赶病老弱残的羊和兔子，就开始捕猎杀狼。几年后，羊和兔子便在无忧、无

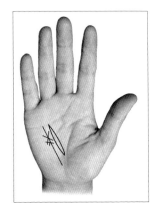

图5-84

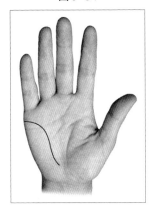

图5-85

77

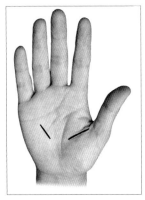

图5-86

扰、无争的世界里生活着，吃了睡，睡了吃。没多久，羊和兔子便懒得连吃草都躺着吃，失去了往日的敏捷矫健疾驰，慢慢地患上了肥胖症、高血脂、高血压、心脏病、消化不良的肠胃病。最后，人们眼看着羊、兔就要自残灭绝了，便觉醒起来，不让猎人杀狼。从此，狼逐渐多了起来，羊和兔子又重新回到了昔日奋驰竞争的一种古朴自然环境里，也就不再患有那些因缺少运动而导致的疾病了。

7. 性线上可判断的常见疾病信号

（1）无性线或性线细弱看不清，提示此人有先天性不育症信号（图5-87）。

健康防治方法

①中医治疗：公羊油炒淫羊藿30克，生麦芽12克，菟丝子10克，水煎服。

②食疗：肉苁蓉30克，猪肝100克切片同药共煮，饮汤吃肉。每日1剂。此方男女均可服用。

（2）性线被干扰线干扰杂乱，提示此人有泌尿系感染病史（图5-88）。

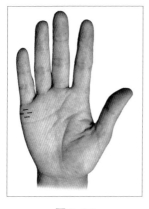

图5-87

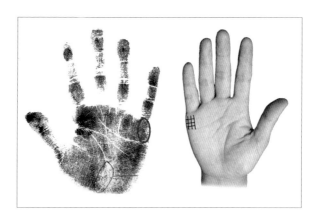

图5-88

（3）性线前端分叉纹，提示此人有夫妻分居史，或性生活有障碍（图5-89）。

（4）性线上有小岛纹，提示性生活有障碍（图5-90）。

（5）只有一条孤单性线，并延长到小指中垂线处，提示此人患有先天性不孕症，女性多为幼稚型子宫（图5-91）。

（6）若性线呈小链状，提示此人有患性功能减退、性冷淡信号（图5-92）。

（7）性线下弯到感情线，提示此人易患腰痛、耳鸣（图5-93）。

中医治疗遗精方：牡蛎30克，龙骨15克，桂枝10克，白芍12克，制附子

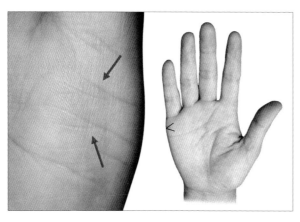

图5-89

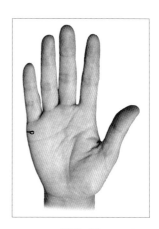

图5-90

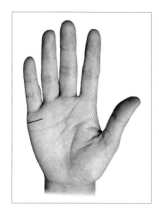

图5-91

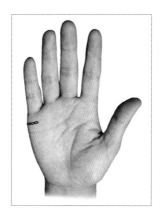

图5-92

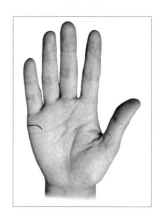

图5-93

79

10克，干姜4片，大枣4枚，炙甘草6克。水煎服，每日1剂，连服14剂。

（8）性线上翘行至小指和无名指指缝内，提示女性易难产，剖宫产概率大（图5-94）。若此人口小引人注目，临床价值更大。

8. 放纵线可判断的常见疾病信号

（1）放纵线笔直而长，提示此人喜肉食，营养过剩（图5-95）。临床多见肥胖者。

健康防治方法

①饮食宜清淡。

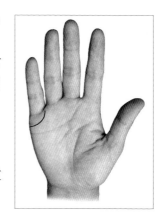

图5-94

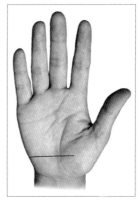

图5-95

图5-96

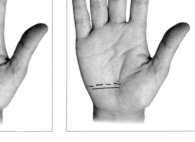

②平时管住自己的嘴巴，尽量少吃零食。

③生山楂10~30克，每日当茶泡服，此方不但有减肥作用，而且对冠心病、高血脂也有良效。

（2）放纵线细弱，或呈断续状，提示此人多梦、失眠，易患多汗症（图5-96）。

健康防治方法

①多梦经验方：当归9克，生地9克，牛膝9克，红花9克，枳实6克，赤芍6克，桔梗4.5克，川芎12克，桃仁（捣烂）15克，柴胡10克，炒酸枣仁15克，甘草9克。水煎服，每日1剂，连服7天。

②食疗法：香油50克，面粉50克，加水500毫升，拌均匀熬成糊状，加白糖10克，每晚服1剂，连服7天即可。

（3）放纵线上有岛纹符号出现，或有明显的干扰线干扰，提示此人应节制房事，以免影响健康（图5-97）。

（4）有标准的较深的放纵线，或有两三条放纵线，或双手掌为紫红色，提示此人应积极防治糖尿病（图5-98）。

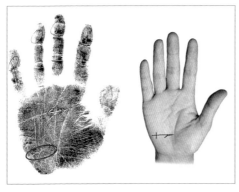

图5-97

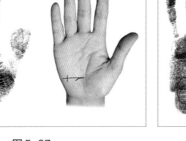

图5-98

健康防治方法

①食疗：常吃马齿苋效果理想。另外，笔者临床用马齿苋汁外搽扁平疣可治愈。若无新鲜马齿苋，可去药店购来干品50克，用食用醋浸泡两天后外搽。

每日 2~5 次。

②选择二甲双胍，按说明服用。

③预防糖尿病最重要的是忌嘴。不动烟酒，不吃零食，限制发胖。谚云：裤带越长寿命越短。

④现代医学研究表明，凡忧伤、悲痛、发怒、焦急、坐卧不安等不良精神刺激以及劳累引起疲劳，均可使血糖升高。所以，常常保持心情平稳，忌大喜大怒也是预防此病之方略。

（5）放纵线呈网状杂乱纹，提示女性月经不调，男性易肾虚腰痛（图 5-99）。

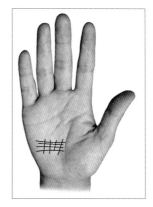

图 5-99

健康防治方法

①每日用手掌拍打全身。轻拍生血补血，重拍活血化瘀。长期坚持有效。

②适当增加营养，加强体育锻炼，保持情绪乐观。

③多食乌鸡、羊肉、牛肉、核桃仁等滋补食物。

9. 过敏线（金星环）可判断的常见疾病信号

（1）过敏线中央有规则或不规则的小岛纹符号，提示此人有患甲亢信号（图 5-100）。临床发现，一个人若只有小指腹出现明显竖纹者，同时，众多指甲面上生有细凸纵线纹，也提示此人有患甲状腺疾病信号。

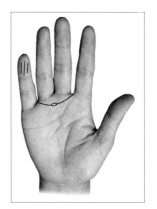

图 5-100

健康防治方法

①忌食含碘食物，如海带、紫菜、昆布、海藻等。

②尽量控制紧张、动怒、激动等精神刺激行为。

③食疗两方：一是百合 200 克，煮烂时加入白砂糖适量搅匀待温饮服。每日 1 剂，分几次服完。二是青菜一把切好投入砂锅煮 10 分钟左右，再放入提前准备好的猪胰一具炖烂，调入作料当饭菜吃，每日 1 剂，分几次服完。

（2）过敏线在小指、无名指缝掌面一端处有方形纹符号，或双手均有，提示此人有过脑内伤史（图 5-101）。这是笔者临床发现，首次公开。若过敏线两端指缝掌面均有方形纹符号，均提示此人幼年患过严重发热、脑膜炎。若过敏

81

线一端指缝掌面有方形纹，提示此人有脑内出血受伤史。

（3）过敏线有两条，或有标准的一条，提示此人为过敏体质，气管炎、日光性皮炎者多见。同时临床研究还发现，有过敏线者，随着年龄增长，消化功能也逐渐减弱（图5-102）。

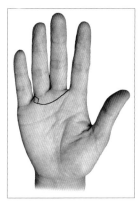

图5-101

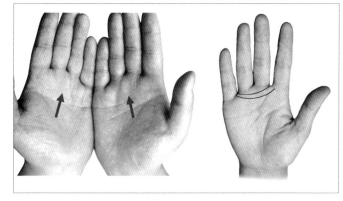

图5-102

10. 肝分线可判断的常见疾病信号

（1）肝分线延长走到中指下感情线上，提示此人有患关节炎信号，肥胖男性痛风患者临床也可见到此纹（图5-103）。痛风患者以男性为主，男女比例20：1。临床分为急性期与慢性期，受累关节红、肿、热、痛，以足蹈指第一跖趾关节多见，其次为足跟、跖、趾关节以及其他中小关节，常伴有发热。另外，肥胖的痛风患者常反复发生睑缘炎，患者感觉眼部不适，烦躁不安。在关节周围、耳壳处和眼睑皮下组织还可出现痛风石，结膜也反复发炎，结膜充血明显，出现畏光流泪和睑痉挛现象。

健康防治方法

①中成药治疗：大活络丹，舒筋活血片，疏风定痛丸，金匮肾气丸。

②外用：艾叶200~300克，煎汤趁热泡足。

③外用酒：生半夏30克，生南星30克，草乌30克，川乌30克，松节30克。以上药物研成粗粉泡白酒7天后，外搽患处。

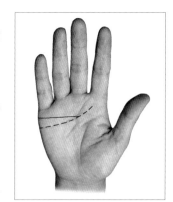

图5-103

④中医认为，此病内伤所致者多，所以，要调节情绪，勿劳累。坚持体育锻炼、增强体质对预防本病很关键。注意保暖，以防感冒。

⑤忌酒，不食对神经系统有刺激性的食物，如浓茶、生姜、葱、蒜等。

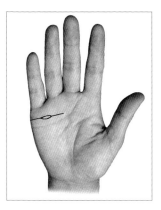
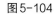
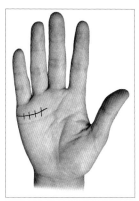

图5-104　　　　　　图5-105

（2）肝分线上有岛纹，提示此人多因过量暴饮酒引起肝损伤（图5-104）。

（3）肝分线上有数条干扰线，提示此人有肝炎病史（图5-105）。

11. 悉尼线可判断的常见疾病信号

（1）悉尼线末端有岛纹，无论此人目前感觉如何，应根据自身某病情况定期去医院进行防癌普查（图5-106）。

（2）悉尼线末端分小叉纹，或末端呈羽毛状，提示此人（儿童）易患过敏性紫癜（图5-107）。若一个人双手掌或单手掌自幼开始就有明显的悉尼线，提示此人婴幼儿时有发烧等大病史。

83

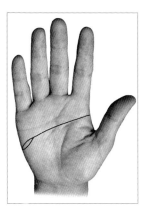

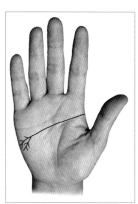

图5-106　　　　　　图5-107

健康防治方法

①食疗：鲜藕节、胡萝卜各适量榨汁频频饮服。主治儿童过敏性紫癜。

②花生衣30克，大枣20克，生山楂20克，水煎当茶服。

③阿胶3克，猪肉15克，二者合煮，食肉喝汤，每日1次。

④中成药：归脾丸。

12. 通贯掌线可判断的常见疾病信号

（1）链状通贯掌，提示此人易患头痛、顽固性头痛（图5-108）。

健康防治方法

①食疗：天麻12克，川芎9克，白芷9克，藁本6克，当归10克，生姜3片，草鱼头3个，水煎待温服汤，连服14天。

②单方：头痛发作时，捉活蝎子2~3条捣烂敷双太阳穴处有立竿见影之效。

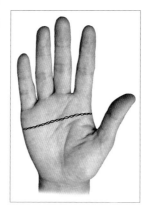

图5-108

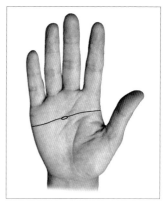

图5-109

（2）通贯掌线中央有小岛纹符号，提示此人易患心脏及视力方面疾患（图5-109）。

13. 便秘线上可判断的常见疾病信号

（1）便秘线标准，提示此人有顽固性便秘史，或患过痔疮（图5-110）。临床发现，瘦人多为干燥性便秘，胖人多为痰性便秘，老年人多为虚性便秘，青年人多为实性便秘。

健康防治方法

①便秘乃滋生百病之源。大便是垃圾，大便内有病毒和细菌，在体内停留时间长对人体百害而无益。适量地食用粗纤维蔬菜及脂肪有利于肠道润滑，促进排便。

②避免久坐，多做体育活动。

③食疗：适量吃一些香蕉，喝蜂蜜以增加肠蠕动。切忌乱用泻药。

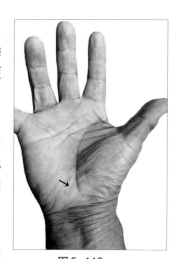

图5-110

（2）便秘线变成主线一样粗，提示此人有患癫痫疾病信号（图5-111）。

健康防治方法

①《黄帝内经》曰："在母腹时其母有所受惊。"就是说，母亲在怀孕时精

神受到严重刺激可导致体内
循环紊乱、胎儿缺氧，能引
发儿童先天性癫痫。明白了
这一点，对预防此病至关
重要。

②禁烟酒。保持乐观情
绪，树立战胜疾病信心。

③生活规律，保持充足
睡眠。避免过分劳累及长时
间读书、看电视、玩麻将等。

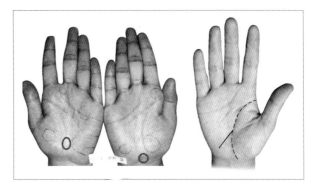

图5-111

（3）有几条短的便秘线，提示此人应防治便秘。若
大鱼际（艮位）有静脉突起1~3条，提示此人多为大便
干燥性便秘（图5-112）。

健康防治方法

笔者临床经验食疗通便方：粗纤维青菜适量水煮
后，放好调料，再给菜汤内加1～2勺猪油待化后食用
菜汤，每日1次。2000年9月的一天晚上，宁夏盐池县
一位读者打来电话说，他家里的一匹马吃了沙子结住了
（大便不下），用药3天没有效果，马也不吃草，全家人
急得团团转。笔者告诉他将熟猪油给马灌进去500～
1000克即可。第二天晚上，他打电话告诉笔者说马大便通了，拉下了一堆
沙子。

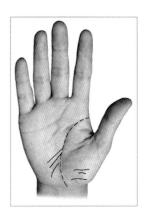

图5-112

14. 指纹可判断的常见疾病信号

（1）十指纹全为
涡斗纹，提示此人易
患脾胃病（图5-113）。

（2）儿童中指指
纹为大弓形纹者，多
提示有患多动症的倾
向（图5-114）。

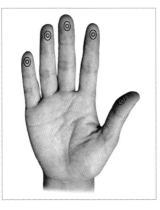

图5-113

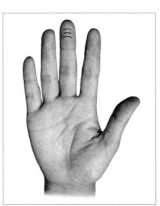

图5-114

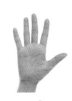

健康防治方法

尽量不要饮浓茶及可口可乐等有兴奋作用的饮料。

（3）十指纹多数呈马蹄纹，并开口偏向小指方向，提示此人若患有大病，抗病能力差而康复困难（图5-115）。

（4）十指纹弓形指纹占多数者，女性提示易患乳腺增生和不孕症（图5-116）。

（5）女性左手指纹多数为马蹄纹，开口偏向右侧者（小指方向），提示此人易患忧郁症、乳腺增生病（图5-117）。

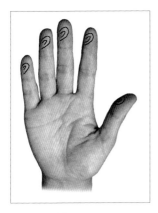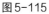

图5-115

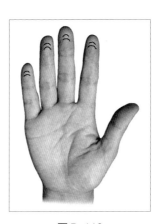

图5-116

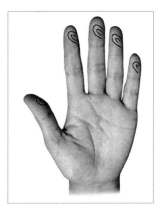

图5-117

健康防治方法

①多参加集体活动，常听音乐，广交朋友，有利于改善情绪。

②正确认识本病，积极配合医生治疗。

（6）食指指纹为弓形者的男性，多提示先天性不育症（图5-118）。

健康防治方法

资料报道，男女不育不孕症已上升为世界四大疾病（脑血管病、心脏病、癌症、糖尿病）之后。应积极去医院查明病因，若少精、精子成活率低下，可用药物治疗。若死精、无精，应正确对待。不要盲目相信虚假广告，以免人为地造成经济负担而徒劳。

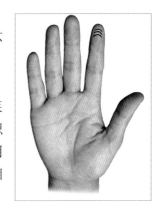

图5-118

十一、临床望手诊病全面病例分析100例

病例1：男，55岁。1. 左手月丘有三条明显的放纵线，或一条似刀刻一样深的放纵线，提示糖尿病日久。2. 凡上身胖，宽大而肥，下身变细瘦，为糖尿病体型。若青年人有类似身材出现，应积极防止糖尿病发生。

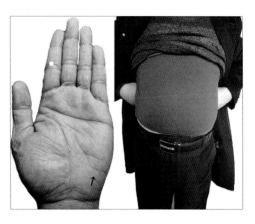

病例1

病例2：女，63岁。1. 右手月丘有明显三条的放纵线，提示糖尿病日久。2. 右手中指、无名指下掌面均皮下青色，防止脑血管病发生，平时易患头痛。3. 智慧线平直，提示此人古板、倔强。4. 第二条脑线附生命线而行，提示易患头痛、抑郁。

病例3：女，43岁。拇指背指节纹内出现明显的"米"字纹符号，说明此人近期思想压力大。

87

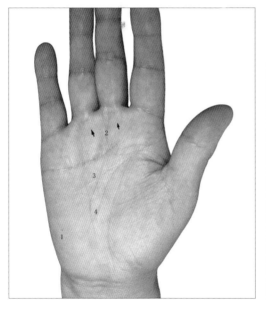

病例2

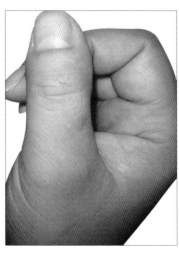

病例3

病例4：女，45岁。1. 左手有长的太阳线，提防颈椎病发生。2. 左手有明显的肝损伤之肝分线。3. 右手非健康线上有明显的小岛纹，为肝囊肿或肝血管瘤信号。4. 双手均有明显的断续放纵线，提示睡眠障碍，休息差或多梦。

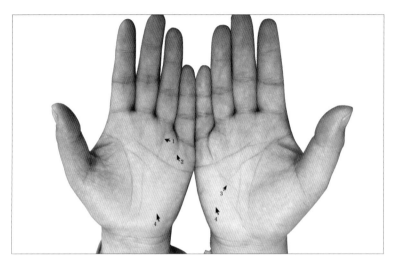

病例4

病例5：女，56岁。指前端下有比较宽的红色带，提示最近患有腹泻。手诊后，患者说神了，我刚从海南回来，拉了3天肚子。

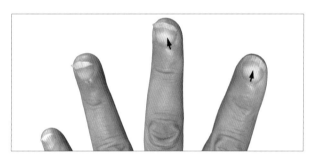

病例5

病例6：男，39岁。1. 双手均有四五道手颈线纹，提示家族中有90岁以上或有百岁老人，为长寿家族史。手诊后，患者当时说我奶奶活了103岁。2. 双手大鱼际有明显凸现的静脉血管，为大肠便秘宿便所为。

病例7：女，46岁。

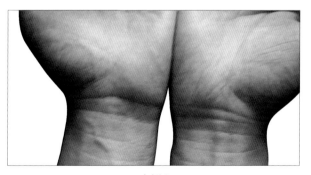

病例6

1. 双手感情线起端分大叉而行，为大病史信号。2. 左手掌有明显的手指麻痹线。3. 右手智慧线末端分叉，提示有患头痛信号。4. 双手生命线末端均分大叉线，提示应积极防止关节炎发生。

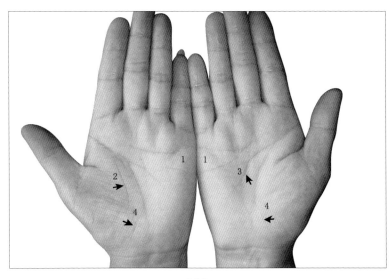

病例7

病例8：男，29岁。1. 右手感情线末端食指、中指缝下有明显的方形纹符号，为慢性鼻炎信号。2. 右手脑线上有大岛纹，为眩晕信号。

病例9：1. 双手十指第一末端指节纹均为光滑一道，提示此人容易思维飘逸。2、3. 右手有明显的肝分线，左手无名指下通贯掌上有狭长小岛纹，均提示肝损伤史。4. 左手有明显的腹泻线，提示慢性腹泻史。

病例10：男，39岁。1. 双手掌局部发红色，为近期感冒用药过敏发痒。2. 左手有明显的过敏线。3. 右手智慧线末端分明显大叉，左手拇指掌面有杂乱纹，提示头痛信号。当时患者已头痛好几天了，吃

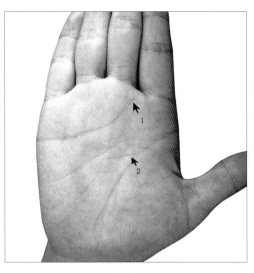

病例8

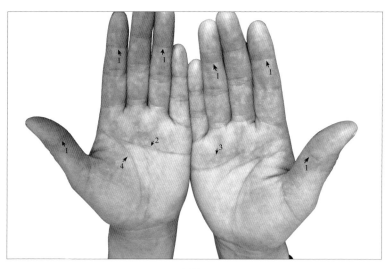

病例9

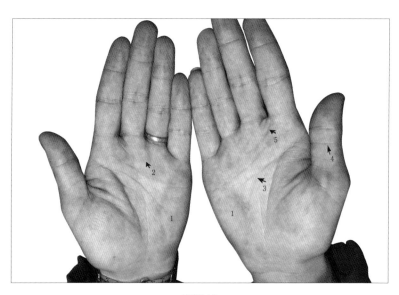

病例10

止痛西药也只能缓解，笔者当时给开了一味中药土茯苓120克，水煎熬服。病人第二天来电话告知头痛完全消失。土茯苓治头痛一定要量大，量小无效果。需特别提醒的是，服单药后不能饮茶水，因为古代就有"服土茯苓并饮茶有脱发之弊"，故宜注意。4. 右手有明显的口才线，提示此人口才好。5. 右手有两条感情线，上边一条走流到指缝隙内，提示消化不良。

病例11：女，34岁。1. 左手生命线走到一半消失，末端分小叉纹，提示家族有脑出血疾病史，其爷爷、父亲均死于脑血管突发病。2. 左手命运线顶端方庭处有如羽毛球拍样岛纹，为胃下垂信号。3. 非健康线起端，命运线地丘上方处有岛纹，均提示此人患有肾囊肿。

病例12：男，37岁。1. 左手生命线下端出现长岛纹，提示腰痛信号。生命线内侧大鱼际处掌面有几个小凹坑，皮下并发青黑色，提示此人近期腰痛正在发作。2. 左手小鱼际处皮肤变松弛，说明此人近期腹泻脱水。

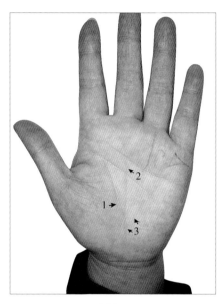

病例11

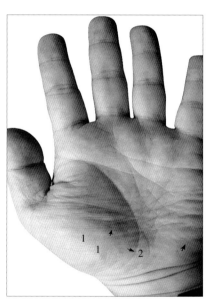

病例12

病例13：女，26岁。1. 右手肝分线上有稍大岛纹，为严重的肝损伤史。2. 有明显的一条假通贯掌。凡通贯掌下方生有掌纹，均提示为脑线、感情线与智慧线相切形成，故而称为假的通贯掌。3. 右手掌震位有横凹槽沟，提示有患消化不良胃疾病信号。4. 右手生命线下端内侧有"十"字样掌纹符号，为慢性妇科炎症史。

病例14：女，43岁。1. 右手脑线上有方形纹扣住，为头受伤史。2. 右手食指、中指缝掌面有杂乱纹，为慢性咽炎。3. 右手巽位有"十"字纹，为胆囊结石信号。

病例15：女，22岁。双手月丘掌面均有方格网状纹理符号，为月经不调信号。

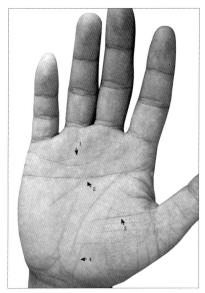

病例13

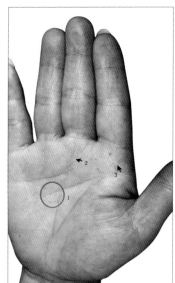

病例14

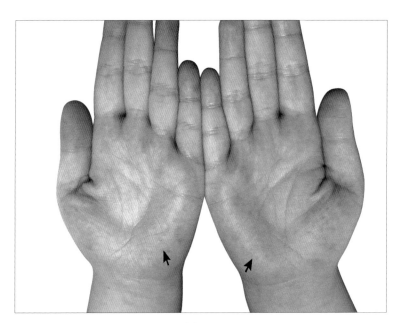

病例15

病例16：男，52岁。中指甲皮囊深红色，并起倒刺，为近期消化功能障碍、胃肠神经官能症。

病例17：男，38岁。1. 左手生命线下方靠上处有明显鼓起的小岛纹，提示肾囊肿信号。2. 右手智慧线上有形成岛纹趋势，应防止眩晕发生。3. 双手拇指掌面均有口才线。

病例18：女，36岁。左手性线只有明显深刻一条，并走到小指中垂线处，提示幼稚型子宫信号，无法生育。

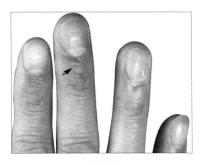

病例16

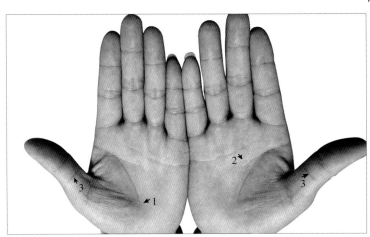

病例17

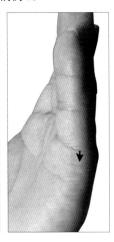

病例18

93

病例19：女，19岁。双手掌均有明显的悉尼线，提示幼年有高烧病史。

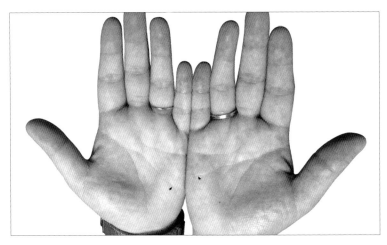

病例19

病例20：男，53岁。1. 双手震位凹陷，提示胃病，多为慢性胃炎。同时双手掌纹均为褐色，为血稠。2、3. 双手掌均有明显的贯桥线，右手掌感情线在中指下一分为二，并两叉线一样粗，以上均提示心肌梗死发生，当提示患者时，患者说他已经到医院查过了，随时备有速效救心丸之类药品。4. 左手掌有明显的颈椎增生线。

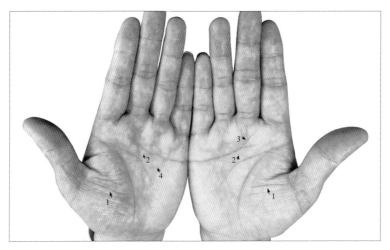

病例20

病例21：女，70岁。1. 双手震位有凹陷使大鱼际缩小，提示慢性胃炎。2. 右手巽位有大"十"字纹，有胆囊结石史。3. 双手掌均有过敏线，为肠道过

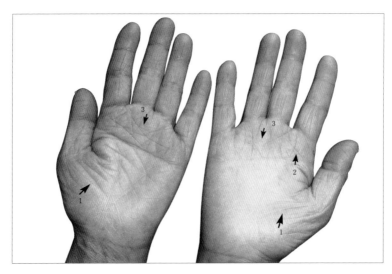

病例21

敏、皮肤过敏信号，手诊时老人急着回答说她长期患有过敏性结肠炎。

病例22：男，50岁。1. 左手震位塌陷并出现格网状纹理，为十二指肠及胃溃疡信号（这里要提醒读者：肚子饿时出现胃部疼痛为十二指肠溃疡，饭后胃部疼痛时为胃溃疡。中医治疗经验是：胃溃疡用黄芪建中汤加减治疗，十二指肠溃疡用归脾汤加减治疗）。2. 左手掌有明显的腹泻线。3. 大鱼际皮下有条状青色血管浮显，提示有患腰痛信号。4. 手指末端指节纹均为光滑一道，提示思维飘逸，注意力不易集中。

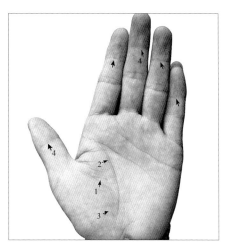

病例22

病例23：女，32岁。1. 双手掌生命线下端均在线上有饱满小岛纹，为子宫肌瘤。2. 左手脑线分叉线，右手脑线上有明显的大"十"字纹理，提示头痛。3. 右手掌巽位有两个明显的"十"字纹理符号，为胆囊结石史。

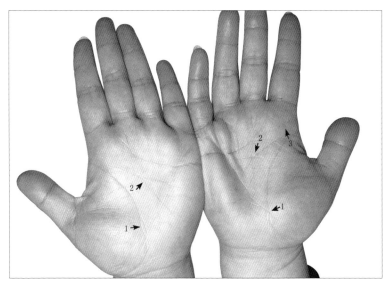

病例23

病例24：男，43岁。如图样握拳时，大拇指第二指节同掌骨交接处高凸明显，为心灵手巧之人，擅长于使用剪刀类工具，如手术、剪纸类。

病例25：女，52岁。智慧线平直而长，提示此人急性子，固执，易患头痛。

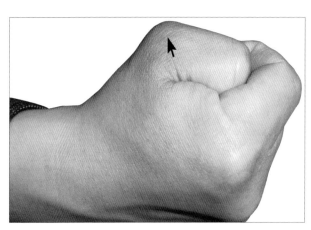

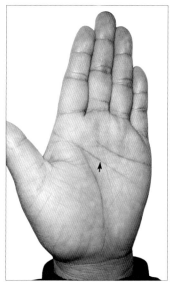

病例24

病例25

病例26：男，58岁。手掌呈深红色，指甲增厚，甲面有一条凸现的黑色纵线纹，提示有患高血压、心绞痛信号。

病例27：女，38岁。拇指及其他指甲白色太阳圈大于整个指甲的3/5以上者，提示有家族性高血压病史。

病例28：女，47岁。双手掌指缝下均有明显的凸起脂肪丘，全掌纹色泽呈褐色，提示应防止原发性高血压病发生。

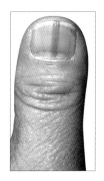

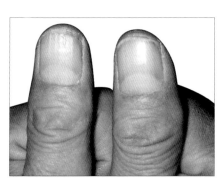

病例26

病例27

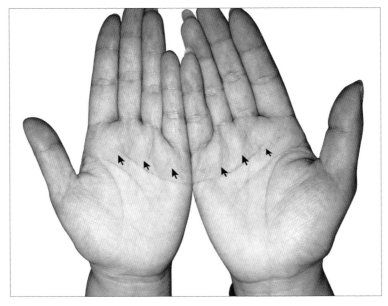

病例28

病例29：男，38岁。十指甲均无白色太阳圈（也称月眉），为低血压信号。

病例30：女，40岁。1. 双手掌食指、中指缝下掌面均有方形符号，为慢性鼻炎信号。2. 右手有明显的贯桥线，应预防心脏病发生。3. 双手掌脑线同生命线交会处呈菱形纹理符号，为幼年尿床史。

病例31：男，7岁。1. 手腕线为四道，提示长寿家族史，家中有90岁以上老人。2. 手掌三大主线尤以感情线最明显呈链状纹理，提示此小孩从小易患感冒及呼吸道易感染。

病例32：男，48岁。1. 右手生命线在中间处呈断裂状，为家族中有脑中风致半身不遂之人病史。

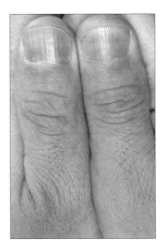

病例29

2. 右手生命线在下端外侧处有三角符号形成，为幼年疝气史。

病例33：女，64岁。双手掌干巴无光泽，十指甲呈朽木色，提示此人有恶变病史，已放化疗多次。当笔者手诊时患者告知患宫颈癌已经两年多了。

病例34：男，34岁。1. 右手有明显的腹泻线。2. 右手智慧线从生命线上中指下生出，脑线末端有干扰线呈"十"字状，提示应防治头痛。3. 右手生命

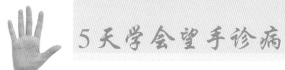
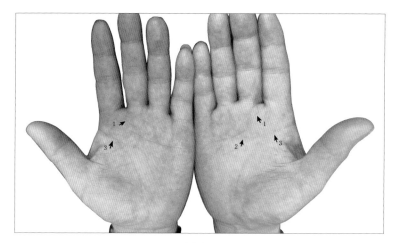

病例30

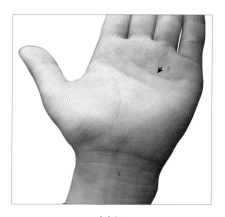

病例31

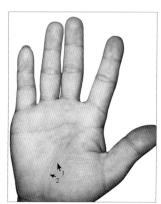

病例32

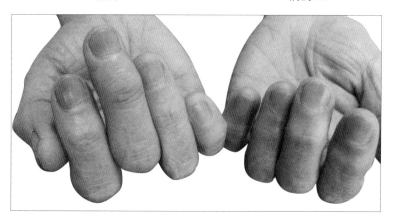

病例33

线末端大鱼际处有明显的"米"字纹理符号，提示应防止肾结石类疾病发生。

　　病例35：男，24岁。手掌纹杂乱，浮浅分不清主次，提示此人免疫功能差，怕冷，易患感冒。

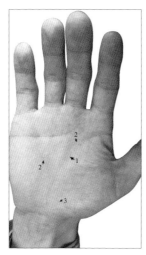

病例34　　　　　　　　　　　病例35

　　病例36：女，24岁。双手十指第二指节处皮肤黑褐色，提示应积极预防胆囊炎病发作。

　　病例37：女，48岁。双手掌背出现数朵褐色斑块，为胆囊结石及胆囊切除信号。

　　病例38：男，54岁。1. 左手震位有横凹槽，为慢性胃炎信号。2. 左手地丘有

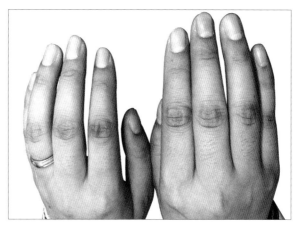

病例36

垂直小岛纹，为痔疮史。3. 右手生命线末端有方形纹，提示有患腰痛信号。4. 右手有明显的贯桥线。5. 右手有明显的肝分线。

　　病例39：男，44岁。1. 左手掌大鱼际有凹陷，提示有患腰痛信号。2. 左手掌靠下端处线上有饱满小岛纹，提示有患肾囊肿信号。3. 左手脑线平直而长，提示此人古板、倔强，应防止头痛。

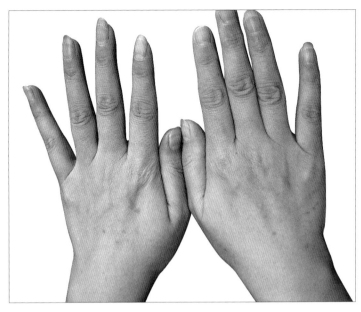

病例37

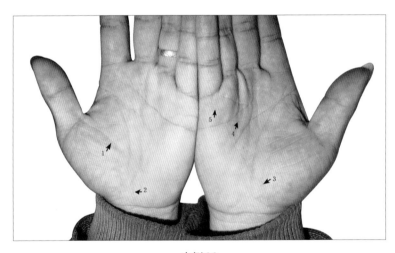

病例38

　　病例40：男，42岁。1. 左手掌生命线内侧生有手指麻痹线。2. 左手掌生命线末端有大岛纹，应提防腰痛发生。3. 左手脑线呈大"∞"字纹，提示此人易患乏力倦怠。

　　病例41：无论男女，十指甲占本指节的一半以上者，为大指甲，易患呼吸道方面疾病。

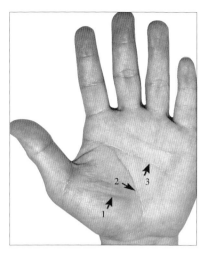
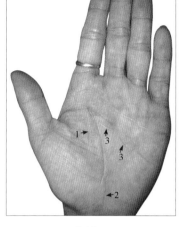

病例39　　　　　　　　　　　病例40

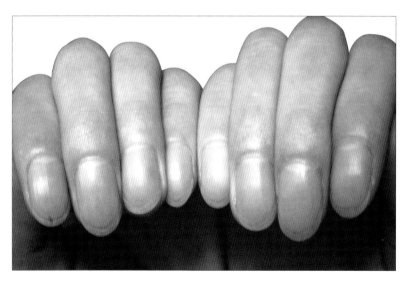

病例41

病例42：女，51岁。1. 双手掌震位塌陷，为长期消化不良。2. 双手掌脑线均出现大岛纹符号，为眩晕信号。3. 左手掌感情线起点有小岛纹，为耳鸣信号。4. 食指、中指下掌面皮下青色，提示有患头痛信号。

病例43：男，34岁。1. 双手掌均有明显的贯桥线。2. 双手掌均有肝分线。

病例44：女，26岁。十指甲月眉很小，其中无名指、小指无月眉，提示血压低或血压偏低。

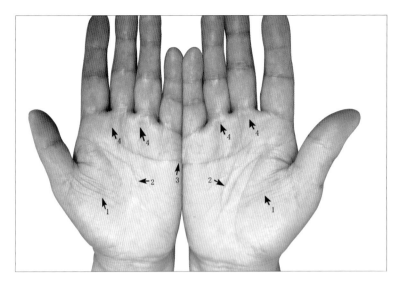

病例42

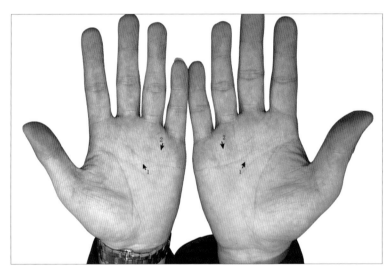

病例43

病例45：女，45岁。双手食指指肚均为大弓形指纹，提示此人易患乳腺增生疾病。若男性临床发现，提示精子成活率低下。

病例46：无论男女，脑线上有方形纹叩住，并出现极短的干扰线干扰，为头痛之信号。

病例47：无论男女，双手掌出现如图样脱皮，为皮肤疾病的汗疱疹，临床

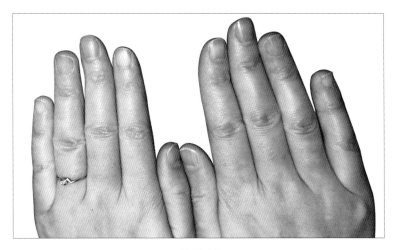

病例 44

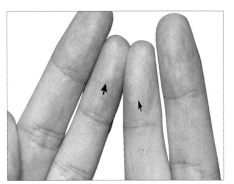

病例 45

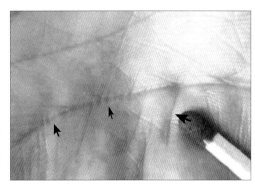

病例 46

用明矾水泡洗防止发生。另外，对严重的季节性脱皮者，用皂荚剪碎泡入食用醋中48小时后，用药醋水反复搽手即可。

病例48：男，40岁。1. 左手掌生命线下端有明显的美术线。2. 左手掌生命线下方生出一条细

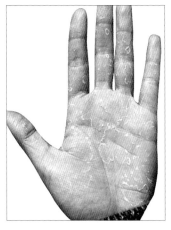

病例 47

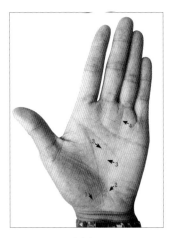

病例 48

而长的便秘线，提示有患便秘信号。3. 有明显标准的两条命运线。4. 有一条标准的太阳线，以上提示有患颈椎增生疾病信号。

病例49：女，35岁。双手掌皮肤干巴，掌纹杂乱分不清主次，提示此人有患鱼鳞病信号。

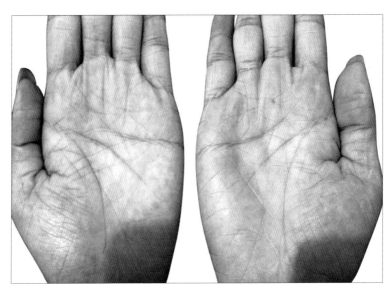

病例49

病例50：无论男女，双手掌只有三大主线，几乎无其他纹理，提示此人易患腰痛、胃病和头痛三种疾病。

病例51：男，41岁。1. 左手掌生命线同命运线之地区交会成大岛纹，提示有患腰痛信号。2. 左手有明显的肝分线。

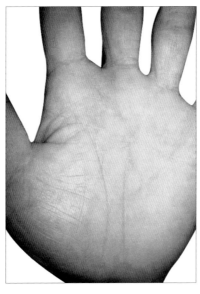

病例50

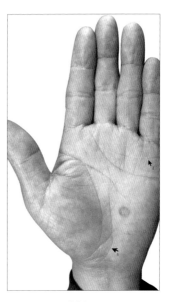

病例51

病例52：男，33岁。1. 左手掌生命线走到1/2消失，右手掌生命线走到中央断裂，提示家族有脑血管病史。2. 右手大鱼际有小凹坑，为有腰椎间盘突出病史。3. 右手掌脑线平直而长，提示此人古板、倔强。

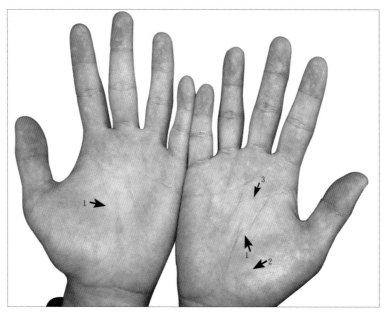

病例52

病例53：女，36岁。1. 左手掌金星丘肥大，指缝下有脂肪丘堆起，为高血压信号。2. 左手掌脑线呈"∞"字纹，为易乏力倦怠信号。

病例54：男，37岁。1. 左手掌大鱼际有3个小陷坑，为腰痛信号。2. 左手生命线靠下方处有小岛纹，为肾囊肿信

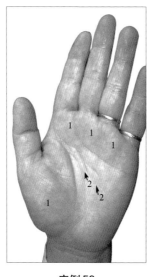

病例53

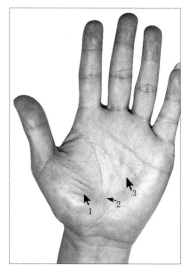

病例54

号。3. 左手掌脑线分大叉纹，提示头痛。

病例55：女，50岁。双手掌色泽如涂油脂样光滑发亮，提示有患关节炎信号。

病例56：女，24岁。1. 双手掌呈长方形手型，提示有患胃下垂信号。2. 双手掌大鱼际缩小，掌纹浮浅而杂乱，提示低血压及体质差。

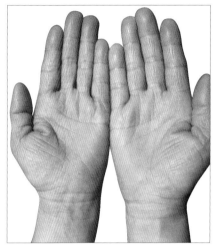

病例55

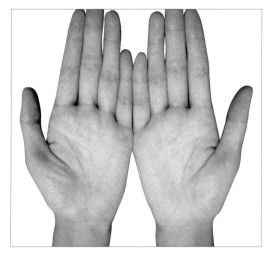

病例56

病例57：男，28岁。1. 双手掌震位均有横凹槽，为慢性胃炎信号。2. 左手掌方庭有"十"字纹符号，右手掌方庭有贯桥线，均提示此人心律失常，应积极

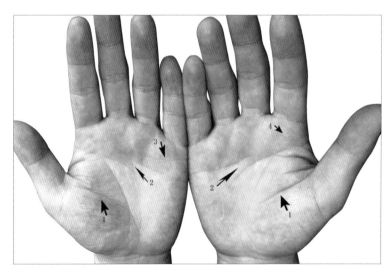

病例57

防治心脏病发生。3. 左手掌有明显的肝损伤之肝分线。4. 右手掌巽位有明显的"十"字纹符号,为胆囊结石信号。

病例58:女,45岁。1. 左手掌感情线在无名指下有断裂,为大病史。2. 左手掌小指、无名指缝隙下掌面有明显的水星垂线纹,为下肢乏力症信号。3. 左手脑线平直,右手生命线同脑线之方庭有承接连线,提示顽固性头痛。笔者提示她头痛时,患者说她患头痛有30年了。

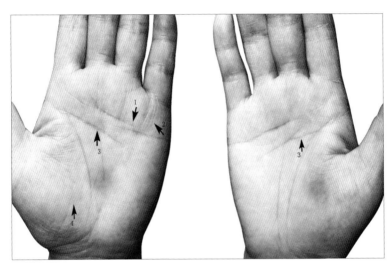

病例58

病例59:女,27岁。1. 右手感情线在中指下有杂乱干扰线,提示应防治气管炎。2. 右手巽位有明显的"十"字纹符号,为胆囊结石信号。3. 右手掌脑线上有方形纹干扰扣住,为外伤性头痛。4. 有一条明显的笔直放纵线,指腹均为红色,说明家族中有糖尿病史。

病例60:女,27岁。1. 右手掌小指与无名指缝掌面有斜的一条干扰线,为幼年脑内伤史。2. 命运线顶端有似羽毛球拍样符号扣住智慧线,提示胸膜炎史及胃下垂信号。3. 右手掌脑线上有两个明显的"十"字纹符号,提示应防治头痛发生。

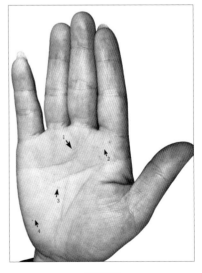

病例59

107

病例61：女，33岁。1. 双手智慧线均走流到指缝内，为长期消化不良。2. 左手掌兑位均出现"米"字纹符号，右手掌兑位有刀刻样极短掌纹，提示此人应该每6个月去医院进行妇科防癌普查一次。

病例62：女，32岁。1. 左手无名指下感情线上出现狭长岛纹，为肝损伤史。2. 有一条明显的颈椎增生线。

病例63：女，34岁。1. 左手生命线下端外侧出现有如图样三角纹符号，为家族或本人有痛经史。2. 非健康线呈断续似楼梯状，为消化不良。

病例64：女，36岁。1. 全掌纹呈深褐色，为血稠信号。2. 左手掌有明显的肝分线出现。3. 左手掌月丘出现有格网状纹，为月经不调信号。

病例65：女，40岁。1. 左手掌脑线有断裂，右手掌脑线有明显下折趋势，提示头痛。2. 左手掌生命线下方有断裂缝，提示有家族脑中风病史信号。3. 双

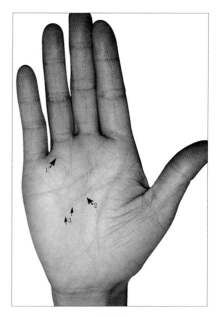

病例60

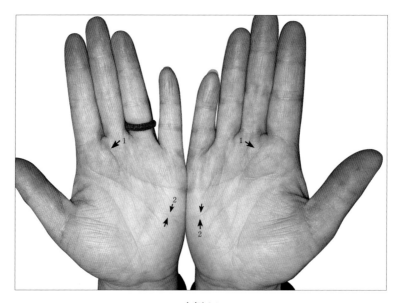

病例61

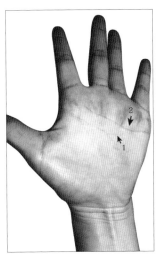 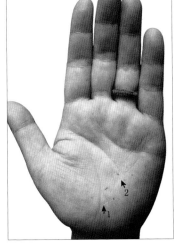 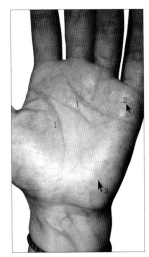

病例62　　　　　　　　　病例63　　　　　　　　　病例64

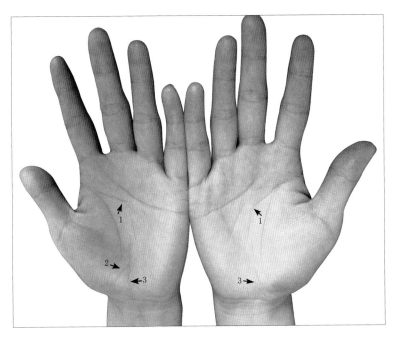

病例65

手地丘均有小竖形岛纹，为痔疮史。

　　病例66：女，33岁。1. 双手均有明显的肝分线。2. 双手掌主次掌纹粗细难辨，皮肤粗糙，为鱼鳞病。

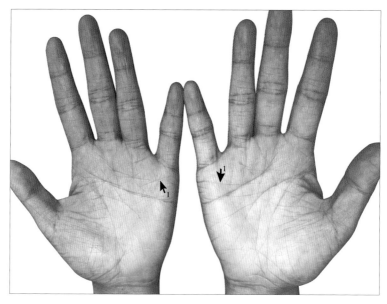

病例66

病例67：女，50岁。1. 双手掌大鱼际肥大，兼右手命运线走向中指，提示高血压病。2. 双手掌拇指第二指节掌面鼓大并有压痛感，提示此人患有甲状腺功能亢进。3. 双手生命线走到下端处均有断裂，为此人家族有脑中风致偏瘫史。

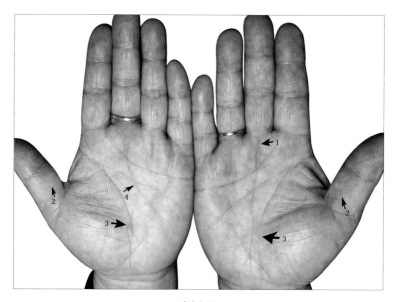

病例67

病例68：女，51岁。1. 双手生命线下端均有大岛纹并有干扰线干扰。2. 双手掌均有悉尼线形成，兑位均出现"米"字纹符号。以上提示有患妇科肿瘤信号（手诊时，患者说她已经患有宫颈绒毛癌）。这里特别提醒的是，无论年龄大小，只要双手生命线下端均有大岛纹并有干扰线干扰，同时有悉尼线出现趋势，无论当时临床感觉如何，建议每半年到妇科防癌普查一次，千万不可大意。

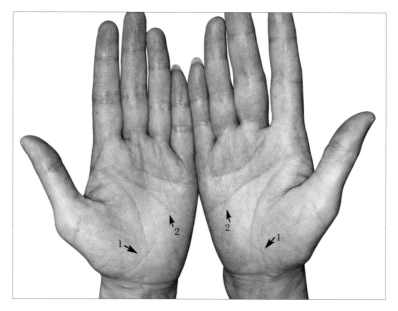

病例68

病例69：女，40岁。双手掌月丘掌面均出现先天性皮纹，呈指腹肚样纹理，提示此人运动耐力、抗病能力、免疫功能均差。

病例70：女，26岁。1. 双手掌大鱼际肥大，同时此人肥胖，建议减肥，要提防高血压的发生。2. 双手掌脑线同时分叉并延长成悉尼线，提示有幼年发烧史，并应预防头痛的发生。

病例71：女，27岁。1. 左手生命

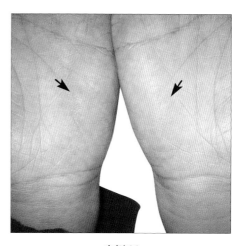

病例69

线走到1/3处消失，为家族有遗传性泌尿系结石史（手诊时，患者说她有几个亲属都患有肾结石及输尿管结石）。2. 左手掌脑线开叉纹而行，应预防头痛。3. 左手掌性线明显分叉，为夫妻分居史线（未婚者有此线为谈恋爱所形成干扰，请读者实践后再下结论，勿盲目否定）。

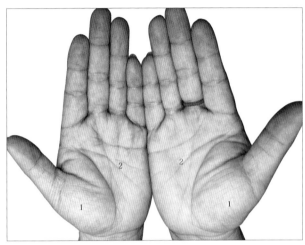

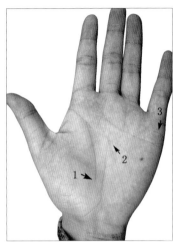

病例70   病例71

病例72：女，35岁。1. 左手生命线下方有大岛纹，为腰痛信号。2. 左手有明显的颈椎增生线。3. 左手掌有断续的放纵线，为多梦、睡眠障碍信号。

病例73：女，17岁。青年女性凡手腕纹处皮下血管浮显有包块状，并为深

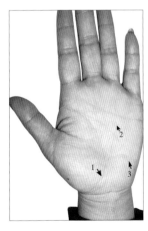

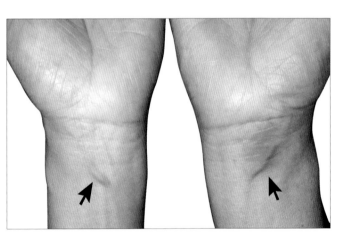

病例72   病例73

褐色，临床发现为月经有血块或月经发黑。

病例74：男，32岁。1. 左手感情线末端走流到智慧线起点处，为睡眠障碍。2. 左手方庭内有小方块纹，为心动过速信号。3. 左手掌有长短不一的3条便秘线。

病例75：女，35岁。1. 左手有明显的肝分线。2. 双手掌均有明显的贯桥线，应防止心脏病发生。3. 左手掌生命线有断裂缝隙，右手掌生命线走到1/2消失，头齐无小叉纹，提示家族有患肝病史或脑血管中风史（手诊时患者家族中这两个病都有，先后有4个人死于这两种疾病）。

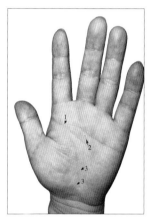

病例74

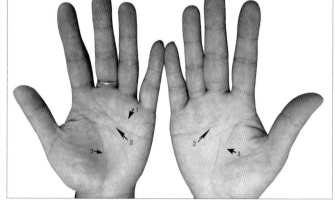

病例75

病例76：男，50岁。1. 左手震位凹陷，为消化不良。2. 左手掌有明显的颈椎增生线。3. 左手掌有一条标准的便秘线，地丘又有饱满小岛纹，提示患有痔疮。

病例77：女，52岁。1. 双手掌均有命运线并延长通向中指，提示应预防高血压、高血脂。2. 右手掌方庭内出现格子网状纹理，为心动过速信号。3. 右手生命线下端处有中断裂缝，为家族有脑中风史。4. 双手掌智慧线平直，为此人古板、倔强。

病例78：女，49岁。1. 双手掌智慧线平直，为此人古板、倔强。2. 右手食指、中指缝隙

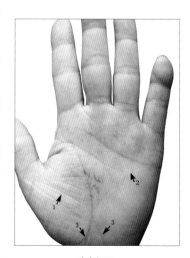

病例76

掌面处有方形纹，提示有患慢性鼻炎信号。3. 右手生命线下端一分为二开叉，双手掌涂油样光亮，为此人患有关节炎。

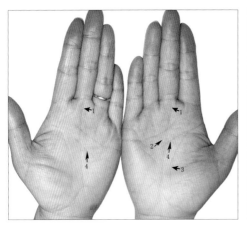

病例77

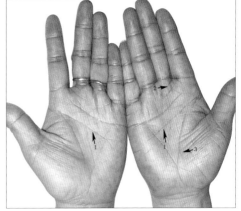

病例78

病例79：男，17岁。2013年12月11日下午，患者来看腰痛。1. 左手掌大鱼际处有两个凹坑，为腰痛信号。2. 左手掌生命线走到1/2处突然消失且末端分小叉纹，提示家族有脑血管病史（当时患者母亲在一旁说他爸45岁患脑出血去世了）。3. 非健康线上有明显的岛纹，为肝囊肿信号，建议不要饮酒。

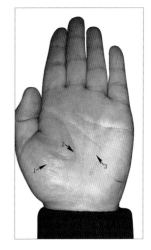

病例79

病例80：男，43岁。1. 右手掌巽位有网状格子纹，为胆囊结石信号。2. 右手掌生命线下端有大岛纹，并饱满，提示腰痛并预防前列腺增生发生。

病例81：男，27岁。1. 左手掌大鱼际掌面有凹坑，为腰痛信号，多为腰椎间盘突出引起。2. 左手掌生命线走到下端处有断裂缝隙，为家族有脑卒中史。

病例82：男，50岁。1. 双手掌均为紫红色，双手又有贯桥线，为冠心病信号。2. 双手感情线起点均有小岛纹，为耳鸣信号。3. 双手地丘均有饱满发

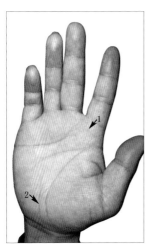

病例80

白色岛纹，提示患有直肠囊肿或有直肠恶变病信号，应积极防治。

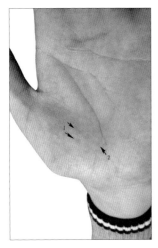
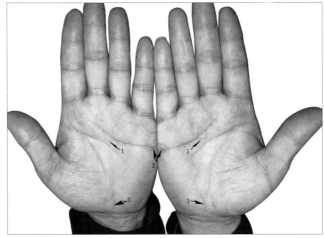

病例81　　　　　　　　　　　　　病例82

病例83：男，38岁。1. 双手掌生命线走到1/2处突然消失且末端分小叉纹，提示家族突发性脑血管病史。2. 双手掌感情线平直，提示此人古板、倔强。3. 双手掌生命线下端均有一条斜的干扰线，为生理性腰痛信号。

病例84：男，45岁。1. 左手掌性线下弯，感情线起点有小岛纹，为肾虚耳鸣信号。2. 从小就有明显的悉尼线，为幼年时有高烧病史。

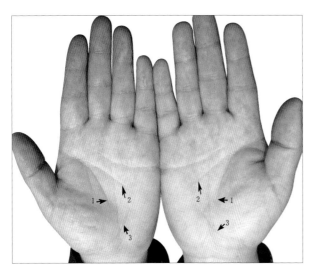
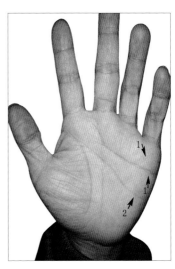

病例83　　　　　　　　　　　　　病例84

病例85：男，30岁。1. 双手掌生命线下方靠外均形成小三角纹符号，为幼年疝气痛病史。2. 只有三大主线掌纹，几乎再无其他掌纹，提示此人易患胃病、腰痛及头痛。

病例86：男，29岁。1. 左手掌生命线下端分叉纹，叉纹同主线一样粗，为关节炎信号。2. 左手掌生命线同脑线交会处呈菱形纹理符号，提示有幼年尿床史。

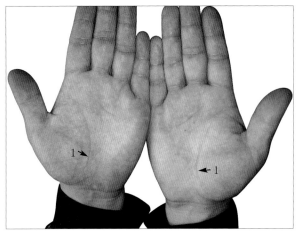

病例85

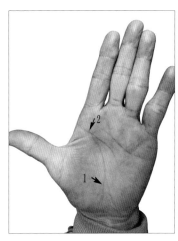

病例86

病例87：男，57岁。1. 双手掌均有明显的贯桥线，当手诊告诉他要高度预防冠心病，以免以后心脏手术时，患者告知说他心脏搭桥手术近两年了。2. 右手掌有明显的肝分线。3. 双手掌生命线下端均有饱满大岛纹，提示有患前列腺增生和腰痛信号。

病例88：男，58岁。1. 双手掌生命线末端均有饱满大岛纹，提示有患前列腺增生疾病和腰痛信号。2. 右手掌有悉尼线，建议随着年龄增长应积极防止前列腺疾病向恶变方向发展，因为左手大岛纹饱满而呈白色。

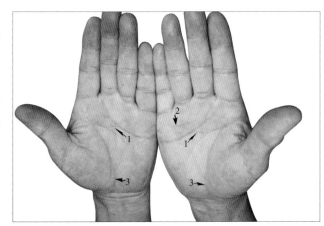

病例87

病例89：男，54岁。双手肥大皮肤发红，引人注目，为原发性高血压。

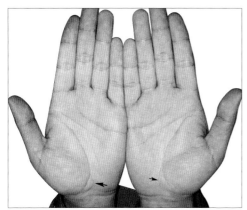

病例88

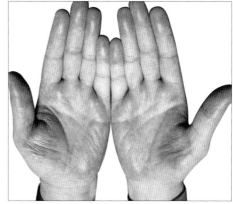

病例89

病例90：男，45岁。1. 双手掌酸区肥大，全掌为红色，为原发性高血压。2. 双手感情线起端处均断裂，为先天性在娘胎中缺氧导致形成大病史。3. 右手巽位有明显的"十"字纹，为胆结石病。

病例91：男，26岁。1. 双手掌无性线，患者告知他去医院检查为无精症。2. 左手方庭有方格纹，右手方庭有贯桥线，为心脏病先兆。

病例92：女，20岁。西藏人。2013年10月25日门诊。双手主要掌纹均为链条状杂乱纹，为体质差易患呼吸道方面疾病，患者告知她从小就患支气

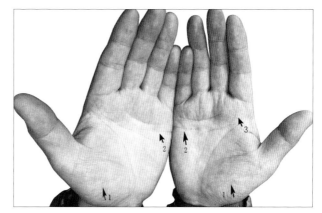

病例90

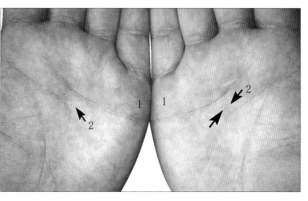

病例91

管炎，又爱感冒，长期用抗生素，所以双手均有肝损伤线。

　　病例93：男，25岁。1. 右手掌有明显的变异线，提示严重的肝损伤史（患者还对笔者夸口他一次能对口吹1瓶白酒）。2. 右手有两条智慧线，提示此人聪明，但线上有一条明显的干扰线，为头痛信号。3. 右手大鱼际处有明显的"米"字纹，为肾结石病史。

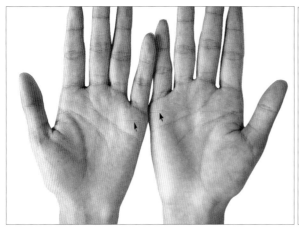

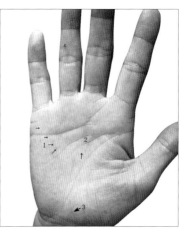

病例92　　　　　　　　　　　　　　　病例93

　　病例94：男，68岁。1. 双手酸区大而肥，掌色又红，为原发性高血压。2. 左手掌有明显的肝分线。3. 右手掌脑线平直而长，此人古板、倔强。

　　病例95：男，38岁。1. 双手酸区大而肥，掌色又红，为原发性高血压。2. 双手掌方庭狭窄，为先天性心脏病二尖瓣狭窄。

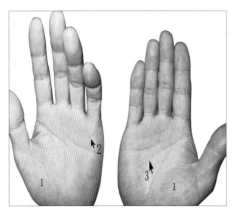

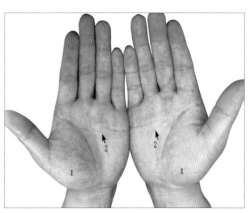

病例94　　　　　　　　　　　　　　　病例95

病例96：女，11岁。右手掌生命线中央有大岛纹，提示此儿童有家族肺结核史。

病例97：女，25岁。1.双手掌生命线下端外侧均有大"十"字纹，为妇科慢性炎症，多为附件炎史。2.右手掌命运线起端呈"人"字纹，提示此人善于保护自己。3.右手掌生命线中央有断裂，为家族脑卒中史。

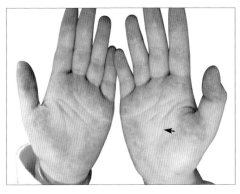

病例96

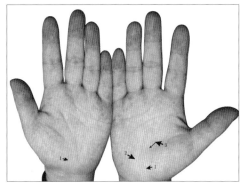

病例97

病例98：女，27岁。1.右手中指根处皮下发黑色，应防治头痛。2.碱区增大明显，为低血压。

病例99：女，6岁。1.凡小孩双手掌方庭出现"十"字纹或贯桥线，提示此小孩多为剖宫生产的，若双眉之间、口唇紫红色，提示有患先天性心脏病信号。2.双手掌生命线均走到2/3处消失，为家族有泌尿系统结石史。3.双手掌均有标准的美术线（手诊完后陪同来门诊的爷爷连忙说："神了神了，太准了，

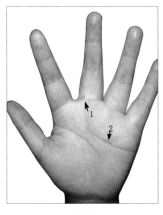

病例98

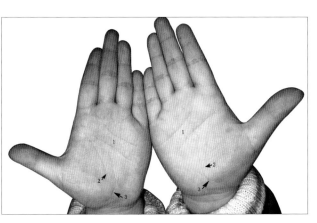

病例99

孩子的确是剖宫产的，家族有肾结石史。孩子画画怎么能从手上看出来？她的画还在大型活动中展览过呢！"）。

病例100：男，44岁，2014年4月4日下午患者专门从甘肃来门诊。1. 双手太阳线均形成大"十"字纹理，提示家族有脑出血病遗传倾向。2. 双手掌方庭均有贯桥线，提示应积极防治心脏病发生（患者说母亲现在患有冠心病，父亲因脑出血过逝）。笔者当即建议随着年龄增长尽量少饮酒，少熬夜。患者说没办法呀，当个不大不小的领导，应酬多啊！在此笔者呼吁：健康的生活方式，健康的生活行为，比任何先进的医疗技术都重要。

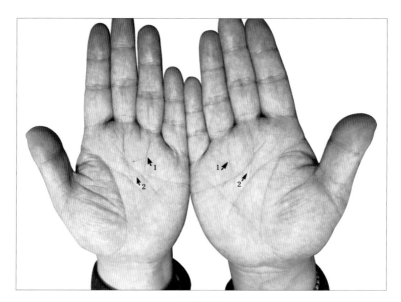

病例100

附录一 普及人体皮纹医学研究推广应用

1998年仲秋，指导笔者几十年中医临床学习的北京中医药大学教授、国医大师王琦教授和张文选教授，分别为笔者公开出版的《实用掌纹诊病技术》一书题词："探索掌纹诊病规律，发展生物全息理论""研究掌纹变化与疾病关联的规律，拓宽中医诊断学视野"。

2018年12月15日，笔者在西安某书城无意中看到由马慰国、杨汉民编著的专著《实用医学皮纹学》一书，书中对人体皮纹医学研究还单独列出一章"唇纹，耳纹，额纹，体纹"的介绍。

凡直接能用肉眼观察到，随着年龄增长，人体的先天性和后天性乃至身心健康状况干预后出现的人体皮皱褶性变化纹理，应统称为人体皮纹。狭义的皮纹指人的手足指掌面上所凸起的排列密集、有规律的皮肤细布纹理，它是生来具有、终生不变的，是一个人基因遗传的唯一生物、物权、人权等方面的生命信息密码。正因为它的特有固定性，被世界各国应用于刑侦破案时，把指印列为特征之首，同时也应用于在体育选才、生物识别和医学研究等领域。每个人的手指腹皮纹都具有其独立性，不但世界上没有相同的，而且每人十指皮纹也不相同。1914年孙中山发表《批释加盖指纹之室义》一文中就说："欲防假伪，当以指模为证据，盖指模人人不同，终身不变，无论如何巧作，终不能作伪也。"

近年来，临床上对人体皮纹医学研究最广泛、应用频率最高的是手指掌皮纹诊断。有人的足趾、足掌皮纹（附图1-1）、头面五官的额头皮纹（附图1-2）、双耳面及双耳后皮纹（附图1-3A、附图1-3B）、鼻两侧走流口外侧的鼻隧皮纹（附图1-4）、口唇皮纹（附图1-5）、颈项皱褶皮纹（附图1-6）、

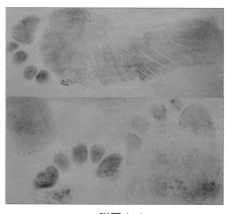

附图1-1

121

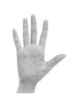

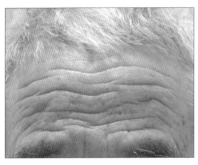

附图1-2

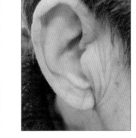

附图1-3A

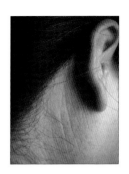

附图1-3B

肚脐皱褶皮纹（附图1－7）、妊娠腹部褐色皮纹（附图1－8、附图1－9）、人的舌面出现的裂皱皮纹（附图1－10）；青少年发育过快或肥胖时，双膝部、腰

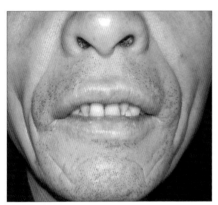

附图1-4

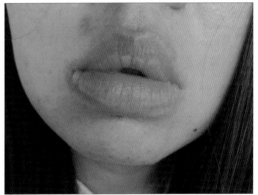

附图1-5

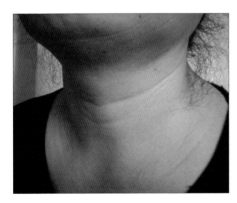

附图1-6

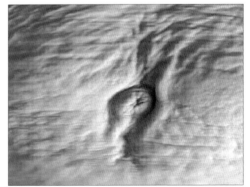

附图1-7

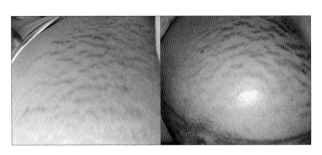

附图 1-8

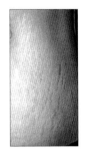

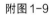

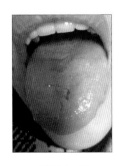

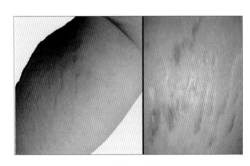

附图 1-9 　　　　　附图 1-10 　　　　　　　附图 1-11

部、大腿内侧会出现明显的红色或淡白色皮纹（附图 1 - 11），以及其他人体皮纹。笔者通过对以上人体皮纹的多年临床研究探索发现，皮纹对临床有直接的指导价值，也不同程度地反映了人体的健康状况。

比如，人的手十指指腹皮纹均是同心环状的斗形花实纹理（附图 1 - 12A、附图 1 - 12B），说明此人善于思考，易患消化不良的脾胃病。《内经》有"思出于心，而应之于脾"的经典名言。再比如，无论左右手，食指指腹出现弓形状

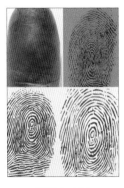

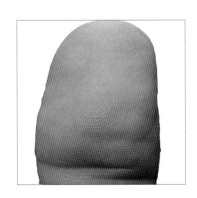

附图 1-12A 　　　　　　　　　附图 1-12B

纹理皮纹（附图1－13A），男性再加上睾丸皮肤光滑无皱褶皮纹，提示患精子成活率低下、无精症、不育症信号。如附图1－13B，红色墨印的双手食指纹，男，31岁，临床诊断为精子成活率低。女性食指腹出现弓形状纹理皮纹（附图1－14），提示患乳腺增生概率高。拇指指掌面出现有明显的"米"字皮纹干扰，说明此人近期压力大引起头痛病发生。2018年10月15日下午，一位72岁

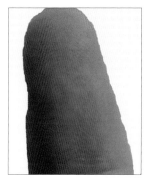

附图1-13A

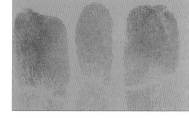

附图1-13B

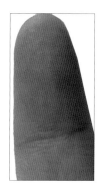

附图1-14

的老妇人来门诊后，双手抱头主诉头涨痛，到医院做了几项检查也没有什么结果，吃药也没有明显效果。笔者见她左手拇指指掌面有一个明显的"米"字皮纹干扰（附图1－15），告诉她是近期精神压力大引起的，老妇人回答时左手仍抱头，右手拍桌子说，能压力不大吗？我一个月往区法院跑了4趟，同亲生女儿打房产官司啊！又说，让大夫你这么一说，我头痛一下子轻松了一大半。

如果一个人双手掌近四指根位的屈掌褶纹一直走流入食、中二指指缝内，临床提示此人长期消化不良（附图1－16），儿童出现此手掌皮纹便是食欲差、

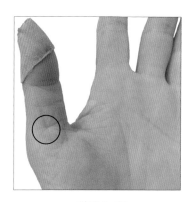

附图1-15

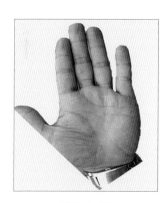

附图1-16

厌食症（附图 1 - 17）。如果一个人中指指甲皮带纹增宽，甲面两侧呈方菱形状皮纹（附图 1 - 18A），说明此人患有胃窦炎，胃的底部有炎症。2018 年 11 月 17 日上午，西安益群中医门诊部组织在西安石油大学家属院区义诊时，一位 50 多岁女教师让笔者看诊时，观她手指甲皮带纹增宽，右手中指甲面两侧呈方菱形状皮纹（附图 1 - 18B），便提示她说：你不是患有胃窦炎，就是胃的底部有炎症。她回答说：哎呀，你说的怎么同我到医院检查的一模一样呀。

如果一个人的双脚和皮肤自幼呈褐色并长期干燥呈裂缝样皮纹，说明此人

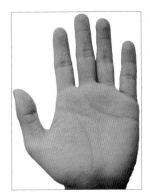

附图 1-17

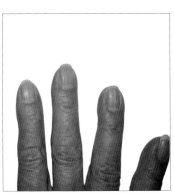
附图 1-18A

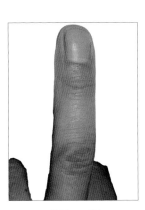
附图 1-18B

有先天性心脏功能方面疾病（附图 1 - 19）。如果一个人鼻子两侧皱褶鼻隧纹走流口角外侧呈明显分叉皮纹（附图 1 - 20A、附图 1 - 20B），说明此人应积极防治关节方面疾病；若出现断裂状皮纹，为慢性结肠炎腹泻信息（附图 1 - 21）；若鼻子两侧皱褶鼻隧皮纹出现明显一深一浮浅、一长一短者，提示此人有家族遗传性脑血管病史，应积极注重这方面预防保健（附图 1 - 22A、附图 1 - 22B）；若两侧皱褶鼻隧纹走流入口角内（附图 1 - 23A1、附图 1 - 23A2），或走流到口下方变成紊乱状并包口走行，应建议积极防范食管方面恶变病发生，中年人提示有遗传病信号（附图 1 - 23B1、附图 1 - 23B2）。如果一个成年人额头皮纹（俗称抬头纹）的两侧太阳穴前各有一条竖立皮纹干扰，说明此人身体健康、精神饱满（附图 1 - 24）；若竖立皮纹有断裂，说明此人近期精神压力大，为失眠信号（附图 1 - 25）。如

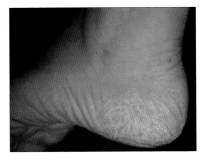
附图 1-19

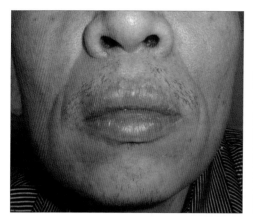

附图 1-20A

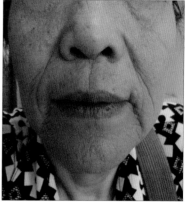

附图 1-20B

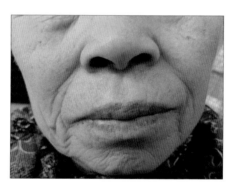

附图 1-21

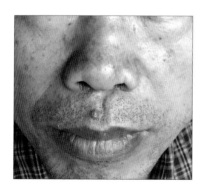

附图 1-22A

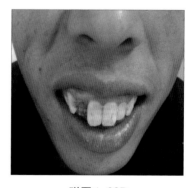

附图 1-22B

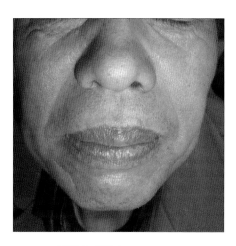

附图1-23A1

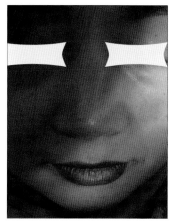

附图1-23A2

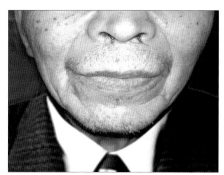

附图1-23B1

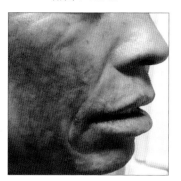

附图1-23B2

127

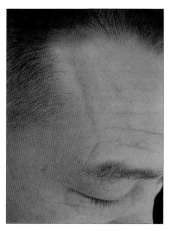

附图1-24

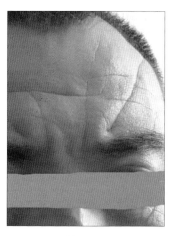

附图1-25

果一个老年人颈项或近胸处有环绕颈部一周样皮纹，为健康长寿信号（附图1－26）。如果一个青少年双膝或腰部皮肤出现淡白色规律皮纹，或肥胖青少年大腿内侧出现撕皮样暗红色皮纹，说明此青少年身高发育过快，会出现腰腿痛信号（附图1－27A、附图1－27B）。如果一个儿童肚脐皮纹如荷叶饼一样单纯，说明该儿童热爱实践性学习（附图1－28）；若一个儿童肚脐如花卷样皮纹，说明该儿童喜欢文字理论性学习（附图1－29A、附图1－29B）。如果

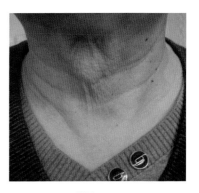

附图1-26

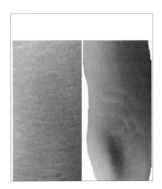

附图1-27A

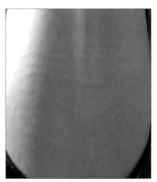

附图1-27B

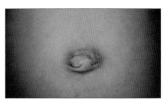

附图1-28

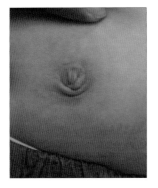

附图1-29A

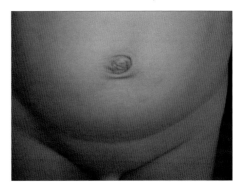

附图1-29B

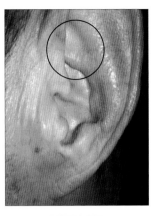
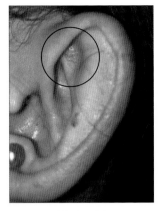
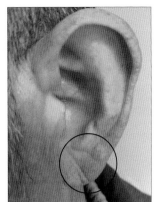

附图1-30　　　　　　　　附图1-31　　　　　　　　附图1-32

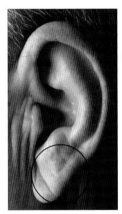
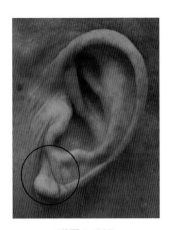
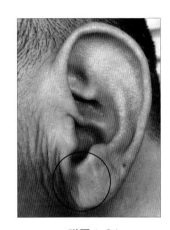

附图1-33A　　　　　　　附图1-33B　　　　　　　附图1-34

129

一个中老年人双耳面三角区神门穴处出现小皱样皮纹，为睡眠障碍（附图1-30）；若青年女性耳三角区皮肤出现一条明显凹皮纹，为子宫受伤的信号（附图1-31）；若一个人耳垂出现向上方皮纹，说明耳聋、耳鸣信号（附图1-32）；若一个人耳垂皮纹向外走向，为容易发生冠心病信号（附图1-33A、附图1-33B）；若一个人耳垂出现垂直向下皮纹，为容易发生脑血管病信号（附图1-34）；若一个人耳垂根位出现萎缩皮纹，为脑萎缩、记忆力衰退信号（附图1-35A、附图1-35B）。如果一个成年人肚脐圆满而大，脐周没有皮纹出现，说明此人先天体质佳，精力充沛（附图1-36）；若一个成年人肚脐小而干燥，皮纹杂乱，说明此人胎儿期营养差，后天身体也差，易出现乏力（附图1-37）。无论男女，乳晕出现皮肤皱褶皮纹，均提示乳腺恶变病信号（图1-38）；女性乳

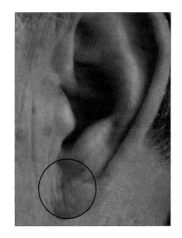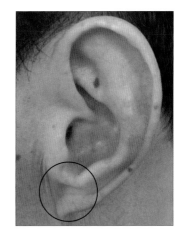

附图1-35A　　　　　　　附图1-35B

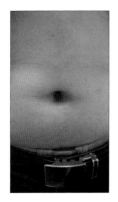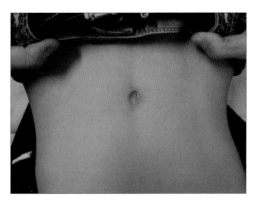

附图1-36　　　　　　　　附图1-37

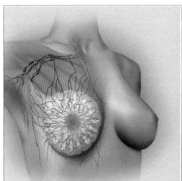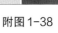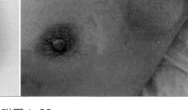

附图1-38

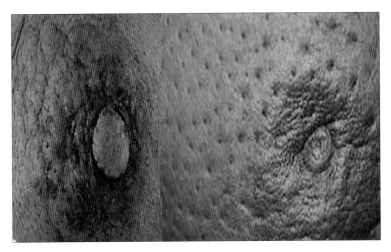

附图 1-39

房皮肤若出现橘子皮样小点凹痕皮纹，为乳腺癌早期信号（附图 1－39）。如果
一个人舌面中间有数条裂隙皮纹，说明有患胃溃疡信号（附图 1－40A）；舌面

131

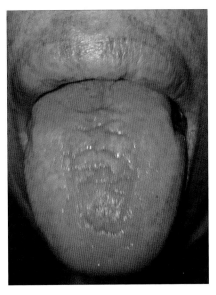

附图 1-40A

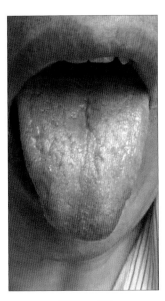

附图 1-40B

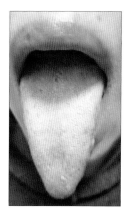

附图1-41

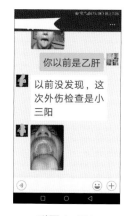

附图1-42A

你以前是乙肝

以前没发现，这
次外伤检查是小
三阳

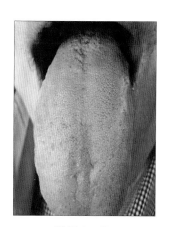

附图1-42B

出现多条裂纹，为大面积胃溃疡信号（附图1-40B）。若舌根面出现有几个小坑状皮纹，为乙肝信号（附图1-41）；若舌根出现筛眼状数朵皮纹，为慢性乙肝发展到早、中期肝硬化信号。2018年12月13日晚上，山西省长治市有位42岁男性，经人推荐加笔者微信后让他发来舌头照片，并与其探讨病情（附图1-42A、附图1-42B），后来患者到医院检查结果是早期肝颗粒状硬化。若舌根面出现杂乱裂隙皮纹几乎成网状，说明肝恶变病已经发展到中、晚期，（附图1-43）。如果一个女性嘴唇干燥出现裂皮纹，为血虚，脾胃功能也差（附图1-44）。

总之，人体皮纹医学研究，同样是一门指导临床实用性很强的望诊方法，既简单又易学，值得在临床上普及推广应用。

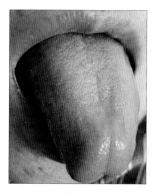

附图1-43

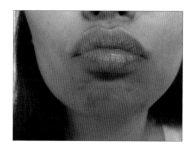

附图1-44

附录二　答读者及学员提问选录

手诊、面诊网络交流群一位女读者问笔者："看了您的几本手诊、面诊书，感到实用价值很大。我已经四十多岁了，平时吃点鹿茸、人参、海马、枸杞子或其他什么补品、保健品比较好？"

答：能吃能睡，心情好，比吃啥补品都好。东京大学医学博士徐世杰主编的《病由心生》一书，书封面文字说：70%～80%的病都是情绪性疾病，管好情绪就是管好健康。心蔽则百病丛生，心明则神清体健。人心不病，不生大病，心一病，病就丛生。目前进补成风了，当今社会营养过剩已经导致冠心病和糖尿病发病率猛增，胡乱吃补品已经成了危害。实际上，几百年了，吃补品也没有吃出一个寿星来。盲目吃人参会导致高血压或眩晕；盲目吃鹿茸会导致鼻出血或尿道灼烧疼痛，出现尿血；盲目吃枸杞子、海马会导致脸生疔肿，口腔口周起溃疡疱疮。须知：有病病受之，无病人受之。是药三分毒，当然会产生副作用。

133

在江西省鹰潭市一次手诊、面诊健康讲座时，一位学员问："是《黄帝内经》好，还是《伤寒杂病论》好？"

答：其实，两本书都是上乘经典之作品。《黄帝内经》重视说理，是养生书，是重视预防、延年益寿书，是生命文化的最高境界之书。同时，还涉及对宇宙的认识，涉及天与人的关系，涉及人应在什么情况下和大自然和谐，而不是一味地斗争。《伤寒杂病论》是活人书、治病书，是疗效确切、肯定之书。

在一次上百人的手诊、面诊知识健康普及讲座时，当笔者讲了一句"肺与大肠相表里"时，有位头发花白的男士举手问："中医的《黄帝内经》那么伟大，为什么在书中描述五脏六腑时没有描述胰腺呢？"

答：几千年前的中医经典著作《黄帝内经》，它既有现代科学的人体气血运行与天地之气血运行相互感应规律的理论，也有天人相应的理论指导，又经过解剖和医疗的实践证明。解剖一词，来源于《灵枢·经水第十二》："若夫八尺之士……其死可解剖而视之……"其中《难经》记载了人体内脏与骨骼的位置、长度、体积、重量等比例,消化道的长度与现代解剖基本一致,说明来源于解剖。清代名医王清任就很重视解剖,他冒着瘟疫染病之险解剖多具死尸并对照内脏肢体进行研究,虽然是个人行为,不像现在解剖学那么完善,但也说明中医是注重解剖的,他在中医名著《医林改错》中论述:"著书不明脏腑,岂不是痴人说梦,治病不明脏腑,何异于盲子夜行。"其实,胰腺是一个腺体,没有纤维组织、血管,在人死后会发生自溶。因古时对人体的解剖可能不是很及时,所以未发现胰腺这个器官,这也许就是《黄帝内经》没有记载胰腺的原因吧!大家知道,现代科学认为胰腺是内分泌器官,能够合成多种消化酶,这些消化酶使得胰腺的自溶速度比其他脏器自溶更快、更严重。就像人活着的时候,机体经络无处不在,人死亡了,尸体内的经络就会荡然无存。其实,人死亡后,各个器官内的酶和其他不同物质都在不同程度地分解,所以人在死亡几天后身体会缩小。

有位手诊、面诊读者问:"中医讲,经络能治病,为什么解剖找不到?"

答:其实,看不到不等于没有啊!再说了,人体是由细胞构成的,细胞都死了,人当然就活不成了。中医整体的功能观,目前还不能解释它们之间怎样联结为一个整体的,看起来无形,但实际存在。17世纪之前,荷兰列文虎克没有发明显微镜时,没有看到细胞,就能说没细胞吗?要相信,有效果能治愈疾病肯定是有道理的,只不过我们无法解释罢了。

深圳有位读者微信问:"手诊是否可以看出一个人的命运?"

答:东晋医学家葛洪在《抱朴子内篇》中有一句名言:"我命在我不在天。"就是说,人的健康或事业,一切命运是要靠自己努力争取,也就是杨朱说的"贵己"。如果一个人懒散,不学无术,贪图享受,又不爱运动,事业、命运、身体健康怎么会理想呢?

在一次手诊、面诊培训班上,有位辽宁学员说,他是看了《望手诊病图解》以后就爱上了中医。又问:"如何才能更好地学习古代中医书及古文?"

答:学习古文,不能"望文生义"地读。如果对中医古书用现代汉语去读,必然读不懂。比如,"万物负阴而抱阳",有位自称很有名气的学者在一次演讲时解释:"万物背面为阴,正面为阳,就像向日葵一样。"这是典型的用现代文望文生义所理解的说法。其实，这句话是指万物依靠阳气抚育阴气，依靠阴气支撑阳气。负，有背负、仗恃、依靠的意思；抱，有怀抱、抚育、扶持的意思。

北京一位女学员提问："怎样才能学好手诊、面诊？"

答：学习手诊、面诊同学习其他技术一样，同样要用心、下功夫。学习后，不论你是行医、做药，或做其他健康事业，须知：要遵诚信道义，未来的路上才有温暖，必须有工匠的精神风貌、殉道者的崇高、追求科学的素养，对待患者有亲人般的爱心和诗人般的浪漫、心理学家平和的心态，同时要努力学习健康养生之术，综合指导人们防病于未然。另外，学习手诊知识，不要用什么派什么门来限制自己。其实，纵观上古圣贤，他们无门无派，无宗无教，这是圣贤真正研究学问的原旨精神，采百家之长的奥秘所在，大成就者都在遵循这一法则。

一位来自渭南的青年医师来西安随笔者上门诊学习结束后，问："老师，你为什么不外出专门做讲座？何必上门诊这么辛苦？我第一眼见您穿衣朴素低调的样子，我都不敢相信啊！"

答：光站讲台，脑子会越讲越空，就像植物种子一样，不能老在风里扬来荡去，那样就会变干枯失去了生命力。只有深入临床，调查取证研究，不断实践，才有新的收获、新的发现。做事要高调，做人尽量低调。再说了，秀才不怕衣裳素，就怕脑子没有货。

135

贵州省有位读者发难："手诊、面诊即使诊断再准确，也没有什么科学性可言，也不是正统医学范围。"

答：1888年，进化论的鼻祖达尔文曾给科学下过一个定义："科学就是整理事实，从中发现规律，做出结论。"也就是说，事实与规律就是科学的内涵。

对于手诊、面诊，完全用科学与之对应解释的确难以证明它的科学性。其实，凡是对人体健康有益的知识，都应视之为医学知识。比如，拇指短小，提示心脏方面功能性疾病；鼻两侧的鼻隧纹提示食管、肠道、关节、脑血管方面的信息，用现有的科学知识很难解释，但临床准确率极高，可以公式化地重复临床验证。

国外一位科学家说，科学是什么？就是反映事物规律的学问，但要想证明规律，就必须经过实践、认识、再实践、再认识地积累经验，并将这些经验上升到理性认识，这些理性的认识具有可重复性、可操作性，并成为成功的保证，这就是科学。

咸宁一位读者发微信说：学习了《望手诊病图解》《望面诊病图解》后，发现自己患有胆囊结石、慢性胃炎，就去医院做检查。诊断结果：慢性浅表性胃炎伴糜烂出血，胆囊结石。我十分紧张，几天都休息不好。

答：患病了，不要天天想，如果心情郁闷，每时每刻惶恐不安，钻牛角尖，吓得自己胃口也差。这样，神经、体液会高度地集中调控患病处，就会形成恶性刺激而导致疾病加重。

医学心理学研究表明：人悲观、情绪低落或无望时，胃肠道分泌液减少，免疫力会降低，进一步还会发展成癌，长期恐惧可使胃酸分泌增加形成溃疡病。建议患者不要吃口感凉的食物，也不要吃口感太烫的食物，以防损伤口腔、食管、胃，世界卫生组织把52℃以上的食物列为致癌物。胃病养大于用药，勿暴食暴饮。

甘肃省、浙江省分别有读者问：怎样才能学好手诊、面诊，并自己有新的发现，在手诊、面诊专业研究上有所突破，成立自己的门派？手诊、面诊是否都能提前发现所有疾病信息？为什么中医把脉有人说不科学所以才很难学，有人却说很好学？

答：手诊、面诊研究者，每发现一条有价值的临床信息，绝不是凭空想象出来的，是通过反复观察、反复询问，及对患者四诊进行分析，追寻疾病发生前的蛛丝马迹，再通过医疗仪器检查印证确诊后，才做出总结，提出新的信息。这些结论是研究者用多年汗水换来的，这种经验既是研究者的经验，也是患者的无私配合所得。故，研究者把自己的经验归纳成规律性的知识、经验，让有德行的人学习后能准确地传承下去，是一项难上加难的工作。

学习手诊、面诊虽然说易学、易掌握，但建议想快速自立门派之人，不要急于出名谋利。首先要沉下心来踏踏实实学习、实践一段时间。大家知道，几何学源于希腊（或埃及），但没有理由说几何是"希学"或"埃学"。代数源于阿拉伯，也没有理由说代数是"阿学"。所以，我建议要学会理性做人，其次要学会智慧做事，做人要做在自强不息和德行上，做事要做在继承和创新上。无论什么医学都是从实践中来的。药王孙思邈经过长期观察，得出结论，人吃得太精美了，就易得脚气病。所以他让患者吃麦麸、糠壳来治愈脚气病，那时并不知道什么叫B族维生素。吃得太差易患夜盲症，吃猪肝可以治愈，那时也不知道什么叫维生素A。而有些名医为什么没有留名，是他们没有新的发现、新的贡献。

掌纹再曲折多变，但它始终掌握在自己手中。手诊、面诊同其他诊断方法一样，同样有其局限性，不可能是万能的。只靠临床实践、病历分析的直观经验，肤浅判断疾病信号，即使再准确无误，也不能推动手诊、面诊有新的发展，更不能完善体现手诊、面诊的理论依据。所以，研究探索者要努力使知识面宽阔一些。中医的科学依据是阴阳五行学说、六经学说、经络学说、脏腑学说、天人合一学说。而西医的科学是细胞学说、生理学说及病理解剖和生物化学学说。这些知识都要学习涉猎。

中医脉学是一项十分难掌握的技术学问，有的初学者或外行看了几天脉学书就认为脉诊很好学、很好掌握，这样的人也需要多学习。

"百步之内有芳草，十里之外有方言"，更不用说人上有人，天外有天了，所以，做学问者，要想进步快，对待自己要照镜子，对待别人要打开窗户。

厦门有位手诊读者发信息说："去年11月在义乌出差，因感冒后引起鼻炎发作，向您要了西药配方（红霉素肠溶片3片，维生素C片，马来酸氯苯那敏片1片，地塞米松片1片，甲硝唑1片。饭后服，1日2次），也给几个鼻炎友介绍，效果特别好。今天来信息又打扰您，我推荐几个朋友购买了《手诊快速入门》，他们读后都说易学又实用。怎样能预防鼻炎复发？有没有中医方法？"

答：明代医学家周之干在《慎斋遗书》中说："凡人生病处，皆为阴为火，总因阳气不到，阳气所到之处，断无生病之理。"就是说，过敏性鼻炎因为先天之真阳之气不足于上，不能统摄在上之津液，故，应宣肺、温肾、补肾，可用麻黄附子细辛汤加补肾之肾四味（淫羊藿、炒菟丝子、枸杞子、补骨脂各30克）治之。

中医治病，主要是靠中药的四气五味、升降沉浮纠正人体内的偏差，来提升人体的自我调节平衡功能，使体内环境稳定而协调以达到适应内外环境，即可愈病。如果人体出现偏差，就会导致气机不畅，就会出现痰饮水湿内生。如果用和解、活血、行水、化痰、补阳等方法，就会促进机体代谢而病愈。

2014年5月6日，笔者在横店影视城基地长城宾馆给学员讲授手诊、面诊及健康养生知识时，来自永康市的理疗师朱国跃先生提问："牙龈老出血，双手掌心发热，是怎么回事儿？"

答：《病因赋》曰："牙宣者，阳明之极热。"就是告诉人们，牙龈出血，就是阳明经痰热上攻，往往伴有口臭，胃气不降。临床上多用生大黄10克，水煎煮后当茶饮用，也可用中成药知柏地黄丸，按说明服用，都可以解决。而双手掌心发热，多为阴虚所致，但中焦脾胃瘀阻也可以导致手掌心发热。